Légendes sur les Plantes de la Pharmacopée Chinoise

Histoires sur l'origine des
noms des plantes utilisées par
la pharmacopée chinoise

Rédaction   M. ZHU Zhongbao 朱忠宝

M. ZHU Liu 朱柳

Traduction Mme ZHANG Wei 张伟

Relecture   M. Jean Claude GARNIER

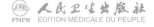

人民卫生出版社
PMPH ÉDITION MÉDICALE DU PEUPLE

Auteurs de l'édition en anglais

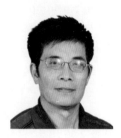

ZHU Zhongbao

M. ZHU Zhongbao, professeur et ancien doyen de la Faculté des Langues étrangères de l'Université de Médecine Traditionnelle Chinoise (MTC) de la Province du Henan, expert en traduction de MTC et grand calligraphe, directeur adjoint de l'Association de Traduction de MTC de Chine; il est auteur, traducteur ou relecteur de plus de 30 ouvrages comprenant des monographies, manuels d'enseignement, atlas et articles de journaux. Ses livres sont très appréciés aussi bien en Chine qu'à l'étranger. Son savoir, son dynamisme et sa persévérance dans les études inspirent beaucoup de respect à tous ceux qui le connaissent.

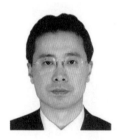

ZHU Liu

M. ZHU Liu est diplômé de l'Institut des Langues Étrangères de l'Armée Populaire de Libération de Nanjing en 1982 et ensuite diplômé d'un Master en relations internationales de l'Université de Pekin en 2006. Après avoir servi d'interprète pour les hauts fonctionnaires gouvernementaux au Ministère de la Défense Nationale de Chine dans les années 80 du siècle dernier, il fut observateur militaire des Nations Unies dans l'Autorité de Transition de l'ONU au Cambodge (UNTAC) et a obtenu la Médaille de la Paix délivrée par l'ONU pour son service remarquable dans le maintien de la paix, puis fut Consul Général de Chine à l'Ambassade de la Chine à Toronto (1998-2001) et à New York (2005-2009). Il a ensuite travaillé dans le Bureau des Chinois d'Outre-mer du Conseil d'État. Actuellement' il travaille à la Fédération Nationale de Chine des Chinois d'Outre-mer Rapatriés.

Traductrice de français

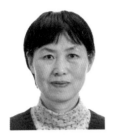

ZHANG Wei

Mme ZHANG Wei, titulaire d'une licence en français et d'un master en traduction de l'Université des Études Internationale de Shanghai, elle travaille en tant qu'interprète et traductrice professionnelle dans l'enseignement de la médecine chinoise destiné aux francophones à l'Université de Médecine Traditionnelle Chinoise de Shanghai depuis une trentaine d'années, elle est traductrice de plusieurs ouvrages de médecine chinoise en langue française.

Relecteur

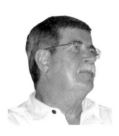

Jean Claude GARNIER

M. Jean Claude GARNIER, diplômé en Acupuncture et Massage Chinois par le Centre d'Enseignement et de Diffusion de l'Acupuncture Traditionnelle de Marseille, kinésithérapeute, acupuncteur et professeur de Qigong, fondateur et président du Groupe d'Étude des Thérapeutiques Asiatiques et enseignant à ce titre l'acupuncture, le massage chinois et le Qigong en France, auteur des 3 tomes de « L'Esprit et l'Essentiel de la Médecine Traditionnelle Chinoise », a largement contribué à la diffusion de la médecine chinoise en France.

Préface

La Médecine Traditionnelle Chinoise (MTC) fait partie de la brillante culture traditionnelle chinoise ; la pharmacopée chinoise, partie importante de la MTC, suscite de plus en plus d'intérêts de la part des peuples des différents pays du monde pour son efficacité clinique incontestable et pour le peu d'effets secondaires. Durant les 5000 ans de son histoire, elle a toujours contribué à la santé du peuple chinois, ainsi qu'à sa croissance démographique.

Différent des autres ouvrages publiés sur cette phytothérapie, le livre «Légendes sur les Plantes de la Pharmacopée Chinoise» présente 46 histoires folkloriques sur l'origine de l'appellation ou de l'emploi des 46 plantes les plus utilisées par la pharmacopée chinoise, ainsi que ses effets thérapeutiques. La traductrice et le relecteur travaillent tous les deux dans le domaine de l'enseignement de la médecine chinoise depuis plus de trente ans. Ils ont fait l'effort de rendre le texte facilement compréhensible au lecteur francophone.

Nous souhaitons une lecture agréable à tous ceux qui s'intéressent à la pharmacopée chinoise.

ZHU Zhongbao
Université de Médecine Traditionnelle Chinoise du Henan
Zhengzhou, Henan, Chine, 2018

Sommaire

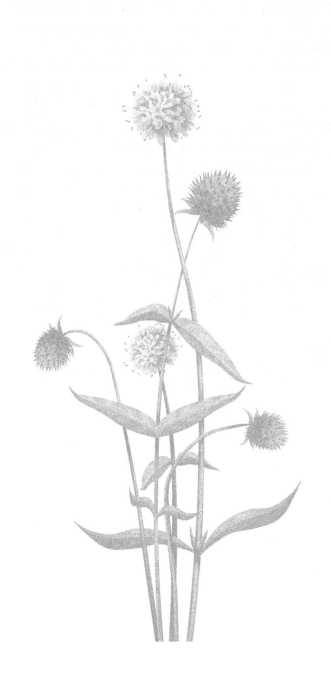

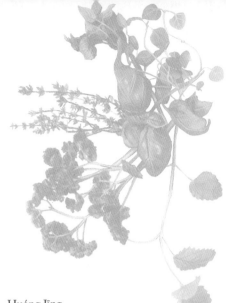

麻黄

Má Huáng

Nom
Nom français:
Éphédra
Nom pharmaceutique:
Herba Ephedrae

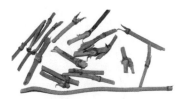

Nature et saveur
Tiède, piquante et
légèrement amère

Tropisme
Poumon et Vessie

Actions
1. Provoque la transpiration et
   libère le Biao-extérieur
2. Diffuse le Qi du Poumon et
   calme l'asthme
3. Diurétique et traite l'œdème

Indications
1. Rhume dû au vent-froid
2. Toux et asthme
3. Œdème dû au vent

Posologie
2-9 g: décoction dans de l'eau et
administration orale

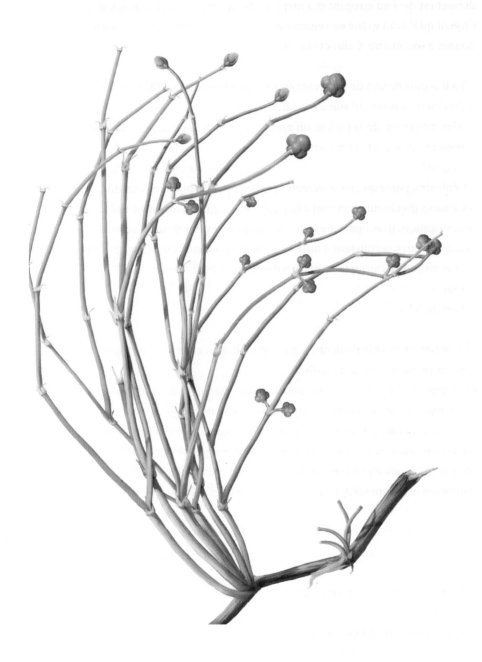

Il y avait autrefois un herboriste qui n'avait pas d'enfant, mais qui avait par contre un élève rebelle: aussitôt qu'il eut quelques connaissances, ce dernier est devenu arrogant et a méprisé son maître. Parfois, il dépensait l'argent qu'il avait gagné en vendant des plantes médicinales au lieu de le donner à son maître. Celui-ci était très déçu.

«Tu n'as plus besoin de moi, vas t'en travailler tout seul!» dit-il à son élève.
«Très bien! » répondit son élève sans hésitation.
« Mais attention, dit le maître, un produit est particulier, tu ne pourras pas le prescrire n'importe comment! »
« Lequel? »
«L'éphédra, parce que les différentes parties de cette plante possèdent les actions thérapeutiques tout à fait différentes: pour provoquer une sudorification, il faut prendre les tiges, tandis que pour d'autres actions thérapeutiques, il convient d'utiliser les racines. La confusion sur ces deux parties risque de causer la mort du patient. Vous avez compris? »
« Oui. »
« Répète-le! »

L'élève répéta machinalement ce que son maître lui avait dit sans y réfléchir: il ne savait même pas ce qu'il disait.
Le maître et son élève se séparèrent et depuis chacun vendait les herbes médicinales pour son propre compte. Son maître n'étant plus avec lui, l'élève devint plus hardi et osait traiter toutes les maladies, même si les plantes qu'il connaissait étaient assez limitées. Peu de temps après, un patient mourut après avoir pris l'éphédra qu'il lui avait prescrit. La famille du défunt le saisit immédiatement et l'envoya au chef du district local.

« Avec qui apprenez-vous la phytothérapie? » demanda le chef du district.
L'élève dit le nom de son maître: le chef du district convoqua alors le maître.
« Comment avez-vous instruit votre élève? Son traitement a coûté la vie à un patient. »
« Je suis innocent, Monsieur. » répondit le maître, « parce que je lui ai signalé les indications et précautions concernant l'éphédra. »

« Vous vous en souvenez? » demanda le fonctionnaire à l'élève.

« Pour provoquer une sudorification, il faut prendre les tiges, tandis que pour d'autres actions thérapeutiques, il convient d'utiliser les racines. La confusion sur ces deux parties de la plante risque de causer la mort du patient. » dit-il.

« Votre patient transpirait ou non? »

« Il était tout en sueur. »

« Qu'est-ce que vous lui avez donné? »

« Les tiges de l'éphédra. »

« Comme vous êtes imprudent! Je comprends maintenant la cause du décès de ce patient» cria le chef du district. Il fit battre l'élève et le condamna à trois ans de prison. Le maître qui n'était pas coupable fut libéré.

Au bout de trois ans, à la sortie de la prison, le jeune homme devint honnête, il alla voir son maître, lui demanda pardon en jurant de se comporter comme il le fallait. En voyant ce changement, le maître l'accepta et continua lui enseigner la phytothérapie.

Désormais, cet élève prêta une attention particulière à l'emploi de cette plante. L'éphédra est appelé depuis *Má Huáng* (signifiant «plante à racine jaune qui a causé un incident»), car en chinois, *Má Fán* signifie «*problème ou incident*» (le jeune homme avait eu un problème en utilisant cette plante) et *Huáng* signifie « *jaune* », parce que les racines de la plante sont jaunes.

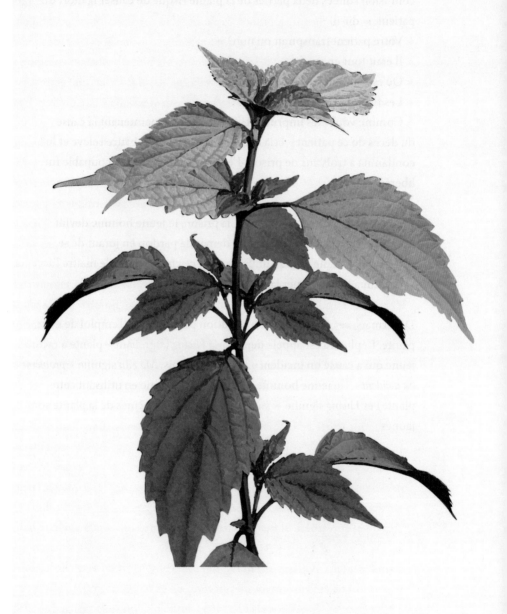

Zĭ Sū

紫
苏

Nom
Nom français:
Feuille de Perilla fructescens
Nom pharmaceutique:
Folium Perillae

Nature et saveur
Tiède et piquante

Tropisme
Poumon et Rate

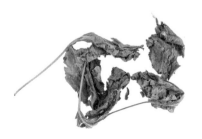

Actions
1. Libère le Biao-extérieur et disperse le froid
2. Fait circuler le Qi et dégage le thorax
3. Calme l'agitation du fœtus et traite les nausées gravidiques
4. Élimine les toxines des produits de la mer

Indications
1. Rhume dû au vent-froid
2. Vomissements dus à l'oppression thoracique
3. Stagnation du Qi dans la Rate-Estomac

Posologie
3-9 g: décoction rapide dans de l'eau et administration orale

Il y a très longtemps, pendant la Fête du Double Neuf *(le ^{9e} jour du ^{9e} mois lunaire)*, un groupe de riches adolescents s'amusait dans une taverne en se défiant à qui mangerait le plus de crabes. Ces crabes étant délicieux, ils en avaient tellement ingurgité que leurs carapaces s'amoncelaient sur la table formant ainsi un véritable monticule.

Hua Tuo, célèbre médecin de l'histoire chinoise, entra dans cette taverne avec son élève pour y boire un petit verre. Quand il vit la frénésie de ces jeunes hommes à dévorer ces crabes, il essaya gentiment de les arrêter.

«Les crabes sont de nature froide: vous ne pouvez pas en consommer autant. Ce pari d'en manger autant est dangereux. »

«Qui va vous écouter? Nous avons payé ce que nous mangeons! » s'écria brutalement l'un de ces jeunes.

«Si vous continuez comme ça, vous allez souffrir de diarrhées; vous risquez même votre vie!»

«Allez-vous-en! N'essayez pas de nous effrayer! Même si l'on meurt, en quoi cela vous regarde-t-il? »

N'écoutant pas ce conseil, ces jeunes continuèrent de faire la fête.

«Ces crabes sont délicieux! Qui a dit qu'on pourrait trépasser en les mangeant? Régalons-nous! Laissons ce vieux mourir de jalousie!» hurla un des garçons.

Voyant cette folie et cette insolence, Hua Tuo alla alors parler au patron.

«Arrêtez de leur vendre du vin: ils vont en mourir.» dit-il.

Comment ce patron pouvait écouter, alors qu'il espérait encore bien gagner de l'argent sur le dos de ces jeunes hommes?

«Même si quelque chose d'indésirable se produisait, cela ne vous concernerait pas. Occupez-vous bien de vos propres affaires et laissez-moi tranquille!» dit le patron coléreux.

Hua Tuo dût retourner à son siège avec un grand soupir et but son vin. À minuit, ces garçons se mirent à crier soudainement parce qu'ils souffraient de mal à l'estomac: certains étaient tout en sueur, d'autres se roulaient par terre sous la table.

«Mais qu'est-ce qu'il vous arrive?» demanda le patron affolé.

«Nous avons des douleurs atroces à l'estomac. Aidez-nous à trouver un docteur, s'il vous plaît!»

«Où trouver un docteur à cette heure?»

«Aidez-nous, je vous en supplie, sinon nous allons mourir. »

Hua Tuo alla vers eux: «Je suis docteur!»

Devenant pâle de frayeur et ne se souciant pas de perdre la face, ces jeunes hommes supplièrent: «Monsieur, sauvez-nous, s'il vous plaît! »

«N'avez-vous pas refusé mon conseil?» demanda Hua Tuo.

«Un grand homme ne garde pas de rancune contre quelqu'un d'ignorant. Ayez pitié de nous et sauvez-nous. Nous allons vous payer comme vous voulez.»

«Je ne demande pas d'argent.»

«Nous vous offrirons tout ce que vous voulez.»

«Ce que je veux, c'est que vous me promettiez une chose.»

«Plus qu'une: nous pourrons vous en promettre mille, voire dix milles. Dites-la-nous!»

«Désormais, vous devrez suivre les conseils des personnes âgées et ne plus être si insolents!»

«Absolument! Mais sauvez-nous!»

Hua Tuo sortit avec son élève, ramena les tiges et les feuilles d'une herbe violette qu'il fit cuire dans de l'eau. Les garçons prirent cette décoction et leur mal à l'estomac se calma.

«Comment vous sentez-vous maintenant!» demanda Hua Tuo.

«Beaucoup mieux!»

À cette époque, la plante n'avait pas de nom et puisque les malades se sentaient bien après avoir pris la décoction, Hua Tuo la nomma «*Zǐ Sū*» (*voir plus loin*).

Les garçons saluèrent et remercièrent Hua Tuo, et partirent chez eux.

«Il est dangereux de n'envisager que le profit. Il faut aussi penser à la santé des clients» dit Hua Tuo au patron.

Celui-ci hocha la tête, tout honteux.

«Dans quel livre avez-vous appris que les feuilles de cette plante violette peuvent libérer la toxicité des crabes?» demanda son élève.

Hua Tuo lui répondit que cette connaissance ne provenait pas de livres, mais qu'il l'avait trouvée en observant les animaux. En voici l'histoire:

Un été, alors qu'il cherchait des plantes médicinales le long d'une rivière, il vit une loutre saisir un gros poisson: elle le dégusta pendant un long moment et son ventre se gonfla comme un tambour. L'animal se mit à s'agiter: il se baigna dans l'eau et puis sortit s'allonger tranquillement et se promena alors en s'agitant beaucoup. Évidemment, la loutre souffrait de son repas. Mais peu après, elle se déplaça vers un terrain recouvert de plantes violettes, à côté de la rive: elle mastiqua ses feuilles et s'allongea, immobile, un moment. Du coup, elle retrouva sa bonne forme habituelle.

Hua Tuo réfléchit: d'après les théories de la médecine traditionnelle, le poisson était de nature froide, tandis que la plante violette était de nature chaude. Cette herbe avait probablement pour effet de réduire la toxicité du poisson: le médecin en fut impressionné.

Plus tard, Hua Tuo prépara des granules et des poudres avec les tiges et les feuilles de cette plante: il découvrit qu'elle était efficace pour disperser le froid et faisait du bien à la Rate. En plus de cela, elle humidifiait le Poumon, traitait la toux et éliminait les crachats.

Dès lors, puisque l'herbe avait pour effet de soigner et de rendre le patient rayonnant, il nomma l'herbe «*Zǐ Shū*»: ces deux syllabes signifiant respectivement « *violet* » et « *agréable* ». Avec le temps, l'orthographe évolua en «*Zǐ Sū*».

辛夷

Nom
Nom français:
Fleur de Magnolia
Nom pharmaceutique:
Flos Magnoliae

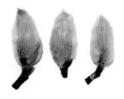

Nature et saveur
Tiède et piquante

Tropisme
Poumon et Estomac

Actions
1. Chasse le vent-froid
   et ouvre l'orifice nasal
2. Bactériostatique, tranquillisant
3. Abaisse la tension artérielle

Indications
1. Rhume dû au vent-froid
2. Obstruction ou congestion
   nasale

Posologie
3-9 g: décoction dans de l'eau et
administration orale

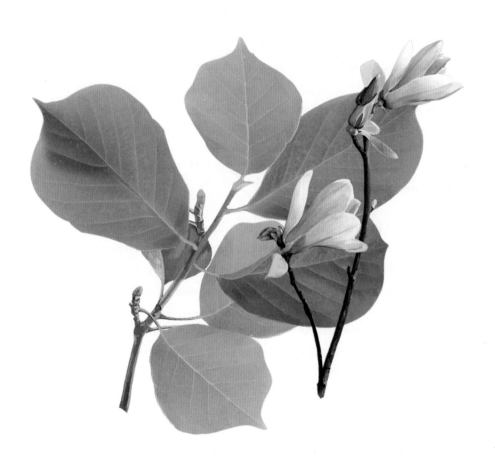

M. Qin souffrait d'une bizarre maladie du nez: son écoulement nasal était purulent et malodorant. La maladie était tellement désagréable que sa femme et ses enfants s'éloignaient de lui. Il eut beau visiter de nombreux médecins, aucun remède n'était efficace et il se désespérait. Heureusement un jour, un ami connaissant sa souffrance lui dit:

«Le monde est grand et si les médecins locaux ne peuvent pas vous soigner, pourquoi ne pas aller ailleurs visiter les médecins d'autres régions? En plus, voyager et découvrir les beaux paysages de différentes contrées vous fera du bien.»

M. Qin apprécia cette idée: il se mit en route sur un cheval, accompagné d'un valet.
Il voyagea dans plusieurs provinces sans trouver de médecin capable de le soigner. Vers la fin de son périple, il arriva dans une province du sud où il rencontra le peuple Yi. Un docteur local lui dit:

«Votre cas n'est pas difficile.»

M. Qin fut ravi et lui pria de le soigner tout de suite. Le docteur alla à la montagne pour ramener une sorte de fleur et en prescrivit une décoction au patient. Celui-ci suivit ce traitement: 15 jours plus tard, l'écoulement nasal s'arrêta et le malade en fut content.

«Cette plante médicinale marche très bien. Vous permettrez que j'en ramène pour une rechute éventuelle? Alors, je n'aurai plus besoin de parcourir ce long chemin pour ce produit. » dit le patient.
«Je préfère vous en donner des graines.» répondit le docteur.

M. Qin fut satisfait. Ayant remercié le médecin avec des cadeaux, il rentra chez lui avec ces graines qu'il sema dans son jardin. Quelques années s'écoulèrent: beaucoup de plantes y poussèrent et avec celles-ci, il soigna tous ceux qui souffraient de cette affection nasale.
Quelqu'un lui demanda: «Quel est le nom de cette plante?»
Il regretta de ne pas avoir posé cette question au médecin. Étant donné que

la plante fut introduite en 1911, l'année Xinhai dans le calendrier lunaire, il la nomma *Xīn Yí,* ce qui signifie « *produit originaire du pays Yí introduit en l'année Xinhai* ».

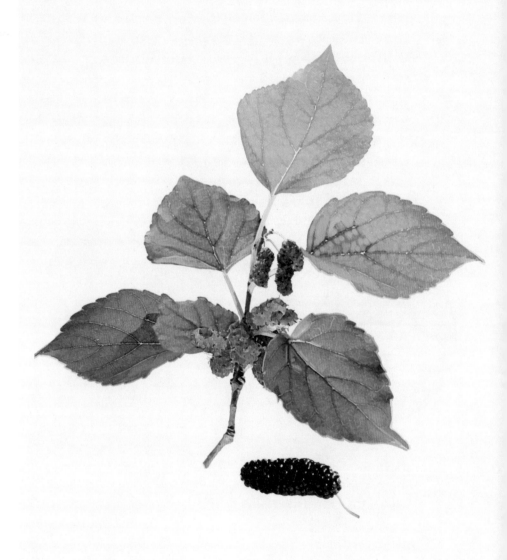

Sāng Yè 04

桑
叶

Nom
Nom français:
Feuille de mûrier blanc
Nom pharmaceutique:
Folium Mori

Nature et saveur
Froide, amère et douce

Tropisme
Poumon et Foie

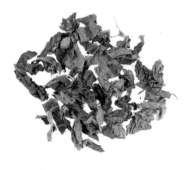

Actions
1. Disperse le froid et la chaleur
2. Dégage le Poumon et humidifie la sécheresse
3. Calme le Yang du Foie
4. Rafraîchit le Foie et éclaircit la vision
5. Abaisse la tension artérielle et le cholestérol

Indications
1. Rhume dû au vent-chaleur marqué par fièvre, vertige, céphalées, toux, douleur et enflure de la gorge
2. Toux due à la chaleur du Poumon ou à l'humidité-chaleur
3. Conjonctivite, vertige dû à l'excès du Yang du Foie

Posologie
6-12 g: décoction dans de l'eau et administration orale; en usage externe: lavage des yeux avec la décoction pour éclaircir la vision

Une femme et son fils appelé Damu vivaient autrefois sur la montagne *Yaoshan*. Le garçon était très gentil et prenait bien soin de sa mère. Ils vivaient de la culture du maïs et menaient une vie agréable.

Un automne, à la suite d'une pluie continuelle, la mère tomba malade. Elle avait des vertiges et toussait tous les jours. Damu alla vainement chercher partout pour essayer de trouver le bon médicament. Cependant, 15 jours plus tard et en dépit de ses efforts, sa mère souffrait encore et il en était triste.

Un jour, Damu fut informé qu'un moine pratiquait la médecine pendant ses moments de liberté et qu'il vivait dans un temple sur la montagne *Yaoshan*. Le garçon fut ravi en l'apprenant: il voulut porter sa mère sur son dos pour aller visiter le moine. Toutefois, celle-ci refusa d'y aller de cette manière trouvant que le chemin était trop long et que cela serait mauvais pour le dos de son fils.

«Mon petit, tu t'es déjà fatigué en cherchant des remèdes pour moi. *Yaoshan* est une grande montagne et les sentiers conduisant vers le temple sont tellement abrupts que tu ne pourras me porter sur le dos tout seul.»
«Pas de problème, maman! Je pourrai me reposer quand je serai fatigué. J'ai appris que le moine est très compétent en médecine: il connaît beaucoup de prescriptions.»
«Mon fils, je te crois, mais je ne pourrai pas y aller à pied, car le chemin est trop long. Tu te ferais mal si tu y allais en me portant sur ton dos. Peut-être tu pourras aller visiter le moine et me ramener quelques plantes. On va faire comme ça, d'accord?»
«Maman…»
«Fais comme je propose. Ne t'inquiète pas! Je prendrai soin de moi.»

Avant de partir, Damu prépara de l'eau bouillante et en remplit un grand récipient pour sa mère. Mais, trop pressé qu'il était, il oublia de le fermer avec son couvercle. Quelques heures plus tard, la mère eut soif et voulut boire. Quand elle atteignit le récipient, elle découvrit qu'il y avait quelques feuilles de mûrier tombées à l'intérieur. Elle se dit: «Le vent automnal est vraiment fort et en soufflant il a projeté des feuilles dans l'eau». Elle la but cependant et alla se coucher.

Quand elle se réveilla, elle se sentit mieux et son mal de tête avait beaucoup diminué: elle en but un autre verre.

Au coucher du soleil, les nuages blancs dans le ciel étaient teintés de rouge par les rayons de soleil: quel beau paysage à *Yaoshan*!

À ce moment-là, la porte s'ouvrit et Damu rentra, de grosses gouttes de sueur perlant sur son visage.

«Tu vas bien, Maman?»

«Beaucoup mieux! As-tu trouvé le remède?»

«Pas de chance, le moine était parti quand je suis arrivé: il était en déplacement. J'irai le voir demain.»

«Tu as l'air fatigué. Prends ton dîner et va te coucher aussitôt».

«Je suis bien. On va dîner ensemble.»

«Je n'ai pas envie de manger, c'est étonnant, je me sens beaucoup mieux après avoir bu l'eau conservée dans le récipient: j'ai envie d'en boire davantage.»

Le lendemain matin, la mère se leva et dit à Damu qu'elle était rétablie. Elle voulut se promener. Le fils fut surpris: «Maman, as-tu pris des médicaments?»

« Pas du tout, j'ai juste pris de l'eau.»

«As-tu mis quelque chose dans l'eau?»

«Rien, il y avait simplement des feuilles de mûrier emportées par le vent.»

En contemplant les feuilles dans l'eau, Damu comprit que sa mère avait été guérie grâce à ces feuilles.

Après le petit-déjeuner, Damu prépara de l'eau bouillie, cueillit des feuilles de mûrier et les mit dans l'eau. Il alla alors visiter le moine.

Celui-ci posa plusieurs questions sur les détails de la maladie de sa mère, ensuite, il apprit à Damu à mettre des feuilles givrées de mûrier dans de l'eau et à les faire bouillir.

Damu fut ému en apprenant la recette, parce qu'il comprit finalement que le médicament si efficace était simplement ces feuilles de mûrier gelées et que c'était en raison de ce thé spécial qu'elle avait bu, que sa mère avait été guérie.

柴胡

Nom
Nom français:
Racine de Bupleuri
Nom pharmaceutique:
Radix Bupleuri

Nature et saveur
Légèrement froide,
piquante et amère

Tropisme
Foie et Vésicule Biliaire

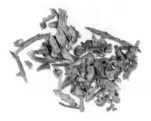

Actions
1. Libère le Biao-extérieur et baisse la fièvre
2. Détend le Qi du Foie et traite la stagnation du Qi
3. Fait monter le Yang Qi

Indications
1. Syndrome Chaleur de Shaoyang
2. Stagnation du Qi du Foie
3. Ptose viscérale due à l'effondrement du Qi

Posologie
3-9 g: décoction dans de l'eau et administration orale

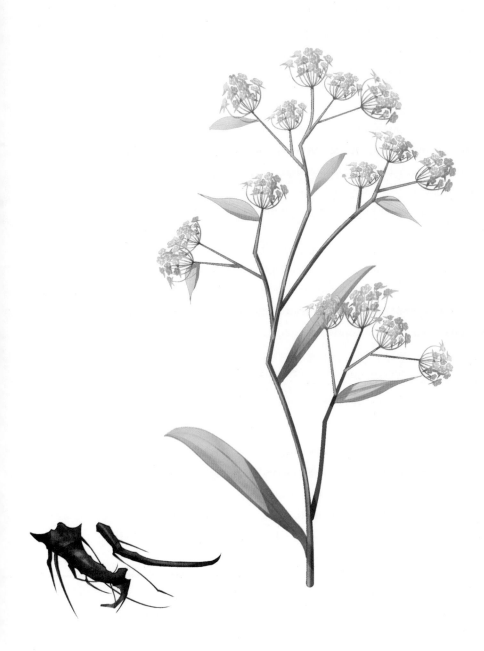

M. Hu, un clerc ayant réussi aux examens impériaux, avait un valet appelé Er Man.

Un automne, Er Man fut atteint par une maladie fébrile contagieuse caractérisée par une alternance de froid et de chaleur: il était saisi tantôt par des frissons et tantôt par de la transpiration. Hu trouva que Er Man ne pouvait plus travailler pour lui; par ailleurs, il craignait que cette maladie contamine les membres de sa propre famille, alors il dit à Er Man,

«Je n'ai plus besoin de vous, vous pouvez partir.»

«Maître, vous savez que je n'ai pas de famille, pas d'ami; en ce moment je suis gravement malade, où puis-je aller?» dit le pauvre.

«Cela ne me regarde pas! Je vous donne de quoi manger si vous travailliez. Maintenant que vous ne faites rien, comment puis-je nourrir quelqu'un qui ne sert à rien!»

«J'ai travaillé dur pour vous et cela depuis longtemps: comment pouvez-vous être si cruel? Vous allez affronter le jugement des autres à ce sujet!»

À ces mots, Hu eut peur que ses autres valets ne voulussent plus travailler chez lui et il changea d'attitude.

« Er Man, allez chercher un endroit et restez-y quelques jours: vous reviendrez aussitôt que vous serez guéri. Voici vos rémunérations, prenez-les et allez vous-en!»

Le valet n'eut pas le choix et partit. À mi-chemin, il eut froid et peu après, il eut chaud, en plus, il avait trop mal aux jambes pour continuer.

Il arriva en chancelant près d'un petit étang peu profond, entouré d'herbes sauvages, de roseaux et de petits saules. Épuisé, il s'allongea sur les herbes.

Le lendemain, ayant soif et faim, il ne put même pas se lever. Alors il arracha des racines d'herbes et les mangea. Il put ainsi survivre. 7 jours passèrent, toutes les herbes autour de lui avaient été mangées: il essaya alors de se lever.

À sa grande surprise, il se sentit bien et rentra chez M. Hu: celui-ci fronça les sourcils en le voyant.

« Pourquoi êtes-vous retourné?» demanda-t-il. «Êtes-vous rétabli?»
«Mais oui, je vais travailler maintenant!»

Er Man alla aux champs avec une houe sur son épaule et Hu n'eut rien à lui dire. Er Man n'ayant jamais eu de rechute depuis.
Quelque temps après, le fils unique du Hu fut atteint de la même maladie. Adorant cet enfant, il consulta de nombreux médecins, mais malheureusement aucun ne réussit à guérir le garçon.

Soudain, il se rappela Er Man et alla l'interroger,
«Quand vous étiez malade il y a quelques jours, qu'avez-vous pris comme remède?»
«Mais rien, Maître!»
«Pas de médicament? Comment vous êtes-vous guéri?»
«La maladie s'est guérie toute seule.»
Hu n'y crut pas: «Vous avez pris certainement quelque chose, dites-le moi.»
«Après mon départ depuis chez vous, je suis arrivé à un étang en dehors de notre village et j'y suis tombé. J'avais faim et soif: j'ai mangé les racines d'herbes sauvages que j'avais arrachées autour de moi.»
«Les racines de quelles herbes?»
«Les racines des herbes que vous utilisez comme combustible.»
«Montrez-moi maintenant, je vous suis.»
«On y va.»

Er Man l'emmena à côté de l'étang, arracha quelques racines de ces herbes et les donna à Hu. Aussitôt qu'il rentra à la maison, celui-ci les fit laver et cuire dans de l'eau. Après avoir bu cette décoction pendant quelques jours, son fils fut guéri.

Ravi, Hu nomma cette plante médicinale *Chái Hú*: *Chái* signifiant « *bois combustible* » et *Hú* représentant son nom de famille.

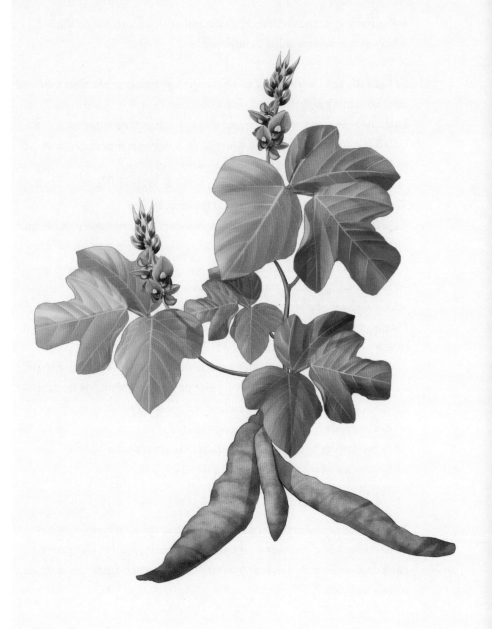

Gě Gēn　06

葛
根

Nom
Nom français:
Racine de Pueraria
Nom pharmaceutique:
Radix Puerariae

Nature et saveur
Fraiche, douce et piquante

Tropisme
Rate et Estomac

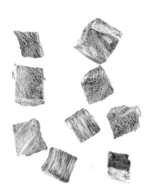

Actions
1. Abaisse la fièvre
2. Favorise l'éruption cutanée
3. Engendre les liquides organiques et arrête la soif
4. Remonte le Yang et arrête les diarrhées

Indications
1. Douleur de la nuque et du dos dans le syndrome extérieur/ Biao-chaleur
2. Éruption incomplète de la rougeole
3. Diarrhées et dysenteries liées à la chaleur
4. Syndrome vide de Yin dans le diabète ou dans les maladies fébriles

Posologie
9-15 g: décoction dans de l'eau et administration orale

Il y avait autrefois, un vieux ramasseur de plantes médicinales qui vivait sur une montagne isolée. Un jour, il entendit des cris provenant du bas de cette montagne: il tendit son cou pour voir dans la vallée. Peu après, un garçon d'environ 14 ans apparut, se frayant un chemin parmi les arbres et les herbes sauvages: il s'agenouilla devant le cueilleur.

«Grand-père, sauvez-moi, s'il vous plaît, ils vont me tuer!» supplia le garçon qui se prosternait devant le ramasseur en lui faisant des courbettes comme une poule béquetant des grains de millet.
«Qui es-tu?»
«Je suis le fils du Seigneur Ge. Quelques fonctionnaires perfides de la cour impériale ont accusé mon père d'avoir déclenché une rébellion contre l'empereur. Celui-ci y croit et a fait entourer notre maison pour exterminer toute ma famille.»
«Mon père m'a dit: "Tu es mon fils unique. Si tu es tué, il n'y aura plus de descendant: tu dois te sauver, grandir et préserver la racine de notre famille."»
«Je devais donc m'enfuir, mais les soldats m'ont repéré: Grand-père, si vous me sauvez, ma lignée survivra.»

Le monsieur pensa qu'il devait protéger ce garçon parce que le Seigneur Ge avait toujours été loyal à l'empereur. À ce moment-là, les soldats se rapprochèrent: il regarda alors en arrière, vers la montagne:

«Lève-toi et suis-moi! »

Le garçon suivit le monsieur jusqu'à une grotte secrète au fond de cette montagne et s'y cacha. Pendant trois jours, l'armée gouvernementale chercha le jeune fugitif partout dans la montagne, mais sans résultat.

Quand le monsieur emmena ensuite le garçon à l'extérieur de la grotte, il lui demanda:

«Où vas-tu aller maintenant?»
«Tous les membres de ma famille sont actuellement prisonniers et ils vont

être exécutés. Vous m'avez sauvé la vie, j'aimerais rester auprès de vous et à votre disposition pour toute ma vie. Le jour où vous mourrez, je porterai le deuil! Vous m'accepteriez?»

«Oui bien sûr» dit le monsieur: «Tu peux vivre avec moi, mais je suis cueilleur de plantes médicinales et je dois me déplacer tous les jours dans les montagnes. Ta vie sera dorénavant très dure, pas comme cette existence aisée que tu avais avant chez toi ».

«Je suis prêt à toutes les difficultés tant que je peux survivre.»

Ainsi, le fils du Seigneur Ge montait à la montagne tous les jours avec le vieux monsieur pour y cueillir des herbes médicinales. Celui-ci ramenait toujours la même plante qui avait une grosse racine et qui était efficace contre la fièvre, la soif et la diarrhée...

Quelques années plus tard, le vieux monsieur mourut. Le fils Ge maîtrisait bien les techniques de la cueillette: il savait surtout traiter de nombreuses maladies avec cette herbe à grosse racine et qui n'avait pas encore de nom précis. Un jour, on lui demanda quel était son nom, il réfléchit et répondit alors:

«Elle s'appelle *Gě Gēn.*» (Ce nom signifie « *la racine de la famille Ge* ».)

知
母

Nom
Nom français:
Rhizome d'Anemarrhena
Nom pharmaceutique:
Radix Anemarrhenae

Nature et saveur
Froide, amère et douce

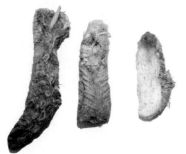

Actions
1. Rafraîchit la chaleur et disperse le feu
2. Engendre les liquides organiques et humidifie la sécheresse
3. Traite l'agitation due à la chaleur
4. Apaise la soif

Indications
1. Agitation et soif dans les maladies fébriles
2. Constipations dues à la sécheresse intestinale
3. Toux sèche due à la chaleur du Poumon
4. Fièvre faible de l'après-midi et chaleurs dans les os
5. Diabète dû à la chaleur interne

Posologie
6-12 g: décoction dans de l'eau et administration orale

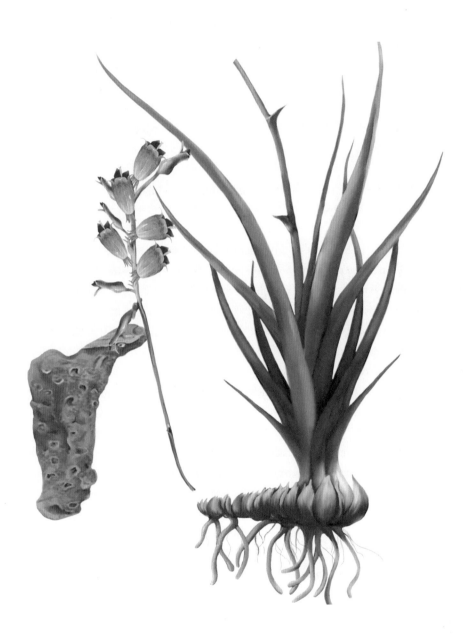

029

Il y avait autrefois une vieille dame sans enfant: quand elle était jeune, elle gagnait sa vie en faisant la cueillette des plantes médicinales. Donnant toujours gratuitement ses plantes aux patients, elle n'avait pu faire la moindre économie. Avec l'âge et la faiblesse physique, elle ne pouvait plus aller travailler dans les régions montagneuses. Elle mendiait alors d'un village à l'autre. Au lieu de s'inquiéter sur sa vie qui devenait de plus en plus dure, elle se souciait surtout de son savoir sur les plantes médicinales qui ne serait pas transmis après sa mort et dans ce cas-là, elle se demandait qui irait chercher les herbes pour soigner les malades. Elle décida d'apprendre la phytothérapie à quelqu'un d'honnête. Elle le dit ainsi à tous ceux qu'elle rencontrait:

«Je veux apprendre les vertus des plantes médicinales à celui qui me considèrera comme sa mère.»

Le fils d'une famille riche se dit en entendant cela: «Si je sais soigner avec les plantes, n'est-ce pas une nouvelle manière de flatter les hauts fonctionnaires?» Il invita la dame de joindre sa famille.

«Madame, je voudrais bien être votre fils. Voulez-vous m'enseigner la phytothérapie?» demanda-t-il.
La dame lui jeta un coup d'œil et dit:
«Pourquoi êtes-vous si pressé?» dit-elle. «D'abord, je vais voir comment vous vous occuperez de moi.»

Le monsieur riche l'hébergea dans sa grande maison, lui donna de nouveaux habits et des repas copieux. Or dix jours plus tard, la dame n'ayant prononcé aucun mot sur la phytothérapie, il ne se contrôla plus:

«Mère, vous deviez m'apprendre à reconnaître les plantes.»
«C'est trop tôt.»
«Combien de temps dois-je attendre encore?»
«Dix ans à peu près.»
«Quoi? Le jeune homme devint furieux: «Je dois vous nourrir encore dix ans? Hum! Allez-vous-en et ne me trompez plus!»

En se moquant de lui, elle se changea pour revêtir ses vieux habits et partit tranquillement. Elle reprit sa vie suppliante et mendia encore dans la rue... Un jour un commerçant l'entendit, il pensa pouvoir gagner beaucoup d'argent en vendant des plantes médicinales, alors il s'adressa à la vieille dame:

«Je voudrais bien vous prendre comme ma mère!» lui dit-il. La dame le suivit et fut hébergée dans la maison du commerçant. Celui-ci prit bien soin d'elle pendant un mois, mais il ne put s'empêcher de l'interroger: «Savez-vous vraiment reconnaître les plantes médicinales?»
«Certainement!»
«Apprenez-le-moi!»
«Ce n'est pas l'heure encore.»
«Je dois encore attendre combien de temps alors?»
«Quand je mourrai...»
«Oh!» Le commerçant trembla de colère: «Espèce de démon! Vous me prenez pour un singe? Allez-vous-en, reprenez votre vie mendiante!»
«C'est vous qui m'avez invitée!»
«Hum! J'étais aveugle!»

La dame fut expulsée de la maison du commerçant et elle retourna dans la rue.

Elle continua à marmonner sur la route: «Je veux apprendre à reconnaître les plantes médicinales à quiconque me considèrerait comme sa mère». Les jours passèrent: on croyait qu'elle était devenue folle et on l'ignora.

Un hiver, au moment où elle arriva dans un petit village, elle s'effondra devant une porte. Le propriétaire était un batelier, il l'aida à rentrer dans sa maison.

«Madame, qu'est-ce qu'il vous arrive? Vous êtes blessée? Vous êtes malade?» demanda-t-il.
«Non, je ne suis pas malade: j'ai faim.»

Immédiatement, le batelier demanda sa femme à préparer une soupe et l'apporta à la dame affamée.

«Nous n'avons pas de bonne nourriture à la maison, mais prenez quand même cette soupe avant qu'elle soit froide. »
Alors la dame la but. Étant réchauffée par la boisson, elle voulut partir.
«Où irez-vous par ce temps glacial?» demandèrent le batelier et sa femme.
«Oh! » la vieille dame poussa un soupir: «Je suis pauvre et je mendie.»
À ces mots, le batelier et sa femme éprouvèrent de la compassion pour elle.
«À votre âge, c'est dur de mendier. Si vous acceptez, restez chez nous!»
La dame ne refusa pas et elle resta. Le temps passait et les fleurs s'épanouirent.
«Comment puis-je manger toujours chez vous? Laissez-moi partir!» dit la dame.
«Vous n'avez pas d'enfant et nous n'avons plus de parents. N'est-ce pas une bonne chose si nous vivons ensemble sous le même toit?» dit le batelier.
«En fait, j'étais cueilleuse de plantes médicinales, je connais de nombreuses recettes de phytothérapie pour sauver les malades. J'aurais voulu adopter un enfant afin de lui transmettre mon savoir. Mais maintenant, avec mon âge, j'ai une confusion totale et ne reconnais plus rien. Vous vous occupez de moi, je ne sais pas comment vous récompenser.» dit la dame.
« Nous sommes tous pauvres, je ne vous demande pas de me payer. Vous aurez de quoi manger tant que nous en aurons. Ne partez pas mendier!» dit le batelier.
«D'accord. Je considèrerai cette demeure comme ma maison et vous comme mon fils.»

Désormais, le batelier et sa femme l'estimèrent comme leur mère. La cueilleuse les aidait au ménage et pour s'occuper de leur enfant. Toute la famille l'appréciait.
La femme du batelier ne voulait pas qu'elle s'expose à un environnement trop chaud ou trop froid: elle lui interdit d'allumer le feu en juin et de laver le linge en décembre. La dame vécut ainsi à l'aise trois ans chez eux.
À l'été de la troisième année, elle avait 80 ans.

«Mon fils, j'aimerais aller faire un petit tour à la montagne.» dit-elle un jour.

«C'est trop fatiguant pour vous.»

«Je m'ennuie et voudrais aller admirer les paysages sur la montagne.»

«Je vais vous porter sur mon dos ».

Pendant que le batelier la portait pour monter vers le sommet, elle voulait regarder tantôt à l'est, tantôt à l'ouest, monter haut et puis descendre bas. Cela fatigua son fils: il transpirait, mais au lieu de se plaindre, il racontait des plaisanteries pour la divertir.

Quand ils arrivèrent au niveau d'une pente recouverte d'herbes sauvages, elle demanda au jeune homme de s'arrêter. Elle descendit, se mit par terre et lui montra un bouquet d'herbes avec des feuilles en forme de bandes et des fleurs blanches à rayures violettes.

«Arrachez-les!» dit-elle.

Le batelier se rapprocha des herbes, creusa profondément jusqu'à ce qu'une racine brune apparût.

«Maman, qu'est-ce que c'est?» demanda-t-il.

«C'est une plante médicinale. Sa racine a la propriété d'éliminer la chaleur du poumon et de traiter la toux, l'asthénie et la fièvre, etc. Elle est très utile. Je pense que vous comprenez pourquoi je ne vous l'ai pas expliquée avant.» Après un moment de réflexion, ce fils répondit: «Vous devez espérer trouver quelqu'un d'honnête pour lui transmettre votre savoir. Vous avez peur qu'un homme malhonnête trompe les malades et ne pense qu'à gagner de l'argent.»

«Je recherche depuis de nombreuses années la personne idéale, mais en vain. Mon fils, tu me comprends parfaitement. Je vais donc appeler cette herbe *Zhī Mǔ* signifiant *comprendre sa mère*.» dit la mère en souriant.

Ensuite, elle apprit son fils à reconnaître un grand nombre d'autres plantes. Celui-ci mémorisait toujours ses mots et après sa mort, grâce aux connaissances acquises, il réussit à guérir de nombreux patients pauvres avec les herbes qu'il cueillait.

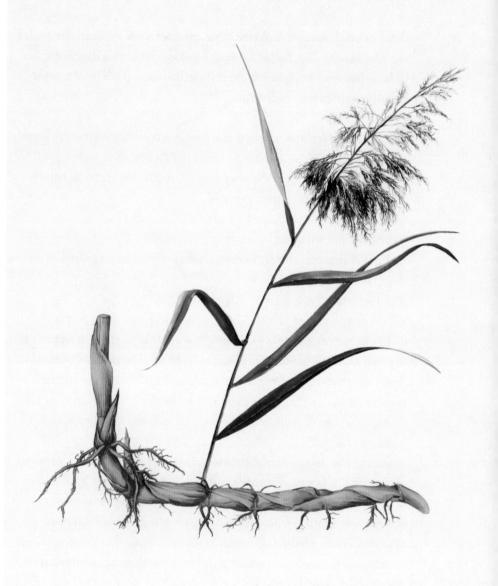

Lú Gēn 08 芦根

Nom
Nom français:
Rhizome de roseau
Nom pharmaceutique:
Rhizome Phragmitis

Nature et saveur
Froide et douce

Tropisme
Poumon et Estomac

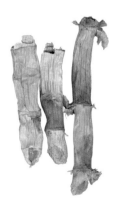

Actions
1. Rafraîchit la chaleur et disperse le feu
2. Engendre les liquides organiques et apaise la soif
3. Traite la strangurie (miction douloureuse et lente) et la nausée
4. Favorise la diurèse

Indications
1. Maladies fébriles avec agitation
2. Hoquet dû au feu de l'Estomac
3. Strangurie due à la chaleur avec douleur mictionnelle
4. Toux due à la chaleur de Poumon et vomissement de pus en raison d'un abcès pulmonaire

Posologie
15-30 g: décoction dans de l'eau et administration orale

Il y avait autrefois un monsieur qui tenait une pharmacie dans une région montagneuse au sud du Yang Tsé: c'était la seule dans cette contrée de 100 kilomètres carrés et le propriétaire de cette officine était un tyran: Quiconque tombait malade devait lui acheter les médicaments à n'importe quel prix décidé par ce patron.

Un jour, un enfant d'une famille pauvre avait une fièvre élevée: il était gravement malade. Quand son père s'adressa au pharmacien, celui-ci lui dit que la corne d'antilope s'imposait et qu'une faible dose lui coûterait 50 g d'argent.

«Pourriez-vous baisser un peu le prix? C'est trop cher pour des gens pauvres comme nous.» dit le père.
«Si vous ne pouvez pas vous payer le produit, moi, je ne peux pas vous le vendre et vous ne l'aurez nulle part ailleurs.» répondit le patron.

Ne pouvant rien faire, il rentra pleurer à côté du lit de son fils.
À ce moment-là, deux mendiants entrèrent chez eux: ils apprirent alors cette histoire et se proposèrent d'aider le petit malade.

«La corne d'antilope n'est pas le seul produit contre la fièvre de votre fils.» dirent-ils.
«Existe-t-il un autre produit moins cher?»
«Oui, une plante médicinale qui est même gratuite.»
«Laquelle?»
«Vous devrez aller vers un étang et y chercher "*Lú Gēn*", la racine de roseaux, pour votre fils.»
«Cela marche?»
«Sûrement!»

Le père se précipita vers l'étang, creusa et déterra des racines fraiches de roseaux. Au retour à la maison, il prépara une décoction avec ces plantes et la fit boire à son fils. La fièvre disparut grâce à cette boisson et le père fut si content qu'il les prit pour ses amis.

À la suite de cet événement, chaque fois que quelqu'un avait de la fièvre, il se faisait soigner par cette racine au lieu d'acheter les médicaments chez le pharmacien. Depuis, *Lú Gēn (Gēn* signifie *la racine,* et *Lú , roseau)* est devenu un produit de la pharmacopée.

夏
枯
草

Xià Kū Căo

Nom
Nom français:
Sommité fructifère de Brunelle
commune
Nom pharmaceutique:
Spica Prunellae

Nature et saveur
Froide, amère et piquante

Tropisme
Foie et Vésicule Biliaire

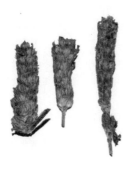

Actions
1. Rafraîchit la chaleur et
   disperse le feu
2. Éclaircit la vue
3. Dissipe la stagnation et fait
   désenfler
4. Abaisse la tension artérielle

Indications
1. Conjonctivite, douleur avec
   distension, céphalées et
   vertiges
2. Hypertension artérielle
3. Scrofule et goitre
4. Tuberculose pulmonaire

Posologie
9-15 g: décoction dans de l'eau
et administration orale

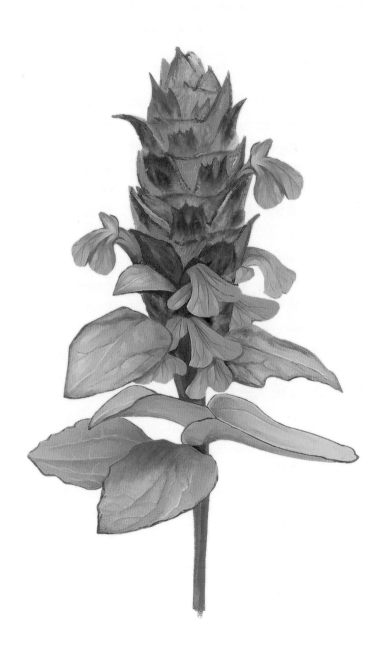

Il y avait autrefois un érudit dont la mère souffrait de scrofule: son cou qui était gonflé présentait un écoulement purulent au niveau la plaie. Tout le monde se disait que la maladie n'allait pas se guérir et le jeune homme s'en inquiétait.

Un jour, un docteur arriva et il vendait des médicaments.

«Sur la montagne pousse une plante qui peut guérir cette maladie.» dit le docteur. Celui-ci grimpa sur cette montagne et cueillit des herbes sauvages avec des fleurs violettes sur leurs épis. Il coupa ces épis et les fit cuire dans de l'eau et la mère de ce lettré but cette décoction. Quelques jours plus tard, la plaie purulente se cicatrisa, la maladie était guérie. La mère était si contente qu'elle voulait inviter le docteur à faire un séjour chez eux. Ils l'accueillirent chaleureusement et lui offrirent beaucoup de cadeaux. Le docteur les accepta. Pendant la journée, le thérapeute sortait vendre les plantes médicinales et rentrait dormir à leur maison le soir. Le jeune lettré bavardait avec le docteur et petit à petit, il s'intéressa lui-même à la médecine.

Un an après, le docteur voulut retourner chez lui.

«Voilà un an que j'habite chez vous. Combien vous dois-je pour la nourriture?» il posa cette question avant de partir.
«Vous avez guéri ma mère: les repas, ce n'est rien!»
«Dans ce cas-là, je vais vous apprendre comment reconnaître cette plante médicinale.»
Il emmena le jeune érudit à la montagne et lui montra une herbe sauvage avec des feuilles ovales et violettes.
«Voilà l'herbe qui peut traiter la scrofule, examinons-la!» dit le thérapeute.
«J'ai vu.» dit le jeune homme après l'avoir observée.
«Tu dois savoir que la plante disparaît après l'été. »
«Oui, j'ai bien noté cela.»

Deux mois passés, au début de l'automne, la mère du directeur du préfet local fut atteinte de la même maladie pustuleuse. Le directeur colla une affiche à gros caractères afin de chercher des docteurs pour sa mère. En voyant l'annonce, le jeune lettré la déchira immédiatement et se rendit chez le préfet.

«Je peux me procurer la plante médicinale qui la soignera.» dit-il.

Le préfet envoya ses gens suivre le lettré et se diriger vers la montagne, mais à leur grande surprise, il ne trouva pas l'herbe à feuilles ovales et fleurs violettes, même pas dans les autres montagnes alentour. Alors, il fut saisi et envoyé vers le hall de la préfecture. Le mandarin le considéra comme un escroc et fit le battre 50 fois avec une planche de bois.

L'été suivant, le docteur revint et aussitôt qu'il le vit, le lettré l'apostropha.

«Vous m'avez fait souffrir!» dit le lettré.
«Qu'est-ce qu'il vous arrive?» demanda le docteur.
«Je n'ai plus trouvé la plante que vous m'aviez présentée.»
«Mais certainement vous pouvez la trouver.»
«Où ça?»
«Sur la montagne.»

Ils montèrent sur la montagne. C'était étrange, ce genre d'herbes poussait partout, au sommet de la montagne et dans les vallées. Le jeune ne comprenait plus!

«Comment se fait-il que ces plantes ne réapparaissent qu'une fois que vous êtes là?»
«Ne vous ai-je pas dit qu'elles fanaient après l'été? Si vous en aviez besoin, il fallait les cueillir plus tôt.»
À ces mots, le lettré se rappela qu'en effet le docteur l'avait informé de cela et il se rendit compte de sa négligence. Pour marquer cette leçon, il nomma la plante *Xià Kū Cǎo* signifiant « *l' herbe se desséchant à la fin d'été* ».

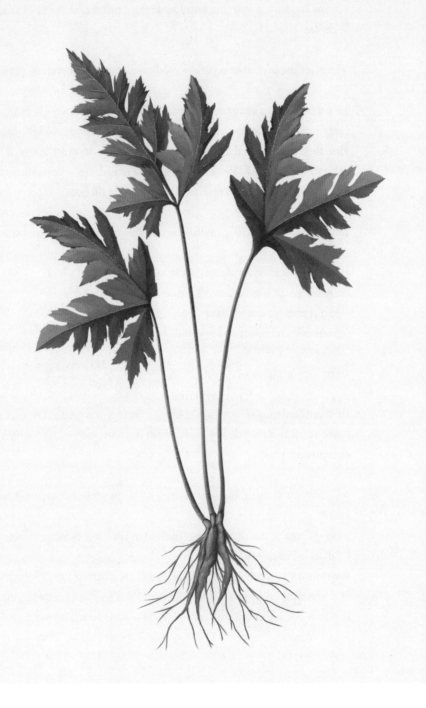

Huáng Lián 10

黄
连

Nom
Nom français:
Coptide chinois
Nom pharmaceutique:
Rhizoma Coptidis

Nature et saveur
Froide et amère

Tropisme
Cœur, Rate, Foie, Estomac et
Gros Intestin

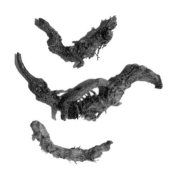

Actions
1. Rafraîchit la chaleur et assèche l'humidité
2. Élimine le feu et les toxines

Indications
1. Gonflement abdominal
2. Syndrome humidité-chaleur de dysenterie
3. Vomissement et régurgitation acide
4. Confusion mentale due à une fièvre élevée
5. Colère, insomnie et épistaxis due à la chaleur
6. Abcès, furoncle, yeux rouges et maux de dents
7. Diabète et eczéma
8. Otopyorrhée

Posologie
2-5 g: décoction dans de l'eau et administration orale; dosage approprié pour l'usage externe

Dans la montagne Bamount, il y avait autrefois un médecin réputé qui s'appelait Tao: il avait un joli jardin où il cultivait une centaine d'herbes médicinales. Un jour, le Dr Tao quitta la ville pour aller visiter ses patients. Avant de partir, il engagea un valet nommé Huang et le fit s'occuper de son jardin.

Lors d'une matinée glaciale de janvier, sur le chemin conduisant au jardin, M. Huang découvrit de nombreuses petites plantes sauvages avec de jolies fleurs blanches verdâtres. Elles étaient particulièrement splendides par ce temps froid d'hiver et M. Huang ne put s'empêcher de déraciner ces charmantes petites fleurs pour les transplanter dans son jardin.

Le Dr Tao avait une fille charmante appelée Meijuan. Un jour, elle tomba malade soudainement: elle avait une sensation de chaleur sans transpiration; en plus de cela, elle avait des vomissements et des diarrhées. Trois jours plus tard, elle perdit connaissance. Plusieurs médecins vinrent pour essayer de la soigner, mais ils ne réussirent pas. Ce qui était pire, c'est qu'on découvrit du sang dans ses selles: elle était au seuil de la mort et personne ne savait comment la sauver.

Heureusement, M. Huang se rappela des jolies fleurs et il eut l'intuition que peut-être ces plantes sauvages pourraient la soigner. Immédiatement il se précipita dans son jardin, en déterra quelques-unes avec leurs racines: il les lava et les fit cuire dans de l'eau. Après, il fit boire de cette tisane à la petite malade. Quelques heures plus tard, elle se sentit beaucoup mieux. Elle en prit encore deux autres doses et à leur grande surprise, la malade fut guérie.

Quand le Dr Tao rentra à la maison, il s'interrogea sur les symptômes de sa fille et comprit que sa maladie était due à une accumulation de chaleur dans les intestins et l'estomac: il fallait donc éliminer cette chaleur toxique. Il en conclut alors que ces plantes devaient posséder ces effets, car à la suite de nombreux essais cliniques, il put confirmer qu'elles étaient efficaces contre la mauvaise chaleur.

Étant donné que le valet s'appelait Huang Lian, le Dr Tao baptisa la plante *Huáng Lián* afin de lui rendre hommage. *Huáng Lián* a été depuis classée dans le répertoire de produits de la pharmacopée. Aux yeux de Meijuan, M. Huang était le héros qui lui avait sauvé la vie et, évidemment, elle l'épousa peu de temps après cet incident.

金银花

Nom
Nom français:
Fleur du chèvrefeuille du Japon
Nom pharmaceutique:
Flos Lonicerae Japonicae

Nature et saveur
Froide et sucrée

Tropisme
Poumon, Cœur et Estomac

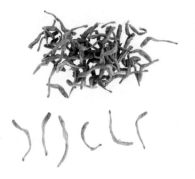

Actions
1. Rafraîchit la chaleur et élimine les toxines
2. Disperse le vent-chaleur

Indications
1. Attaque du vent-chaleur externe, déclenchement de maladies fébriles
2. Abcès et furoncle
3. Enflure et douleur de la gorge
4. Saignement dû à la chaleur toxique

Posologie
6-15 g: décoction dans de l'eau et administration orale

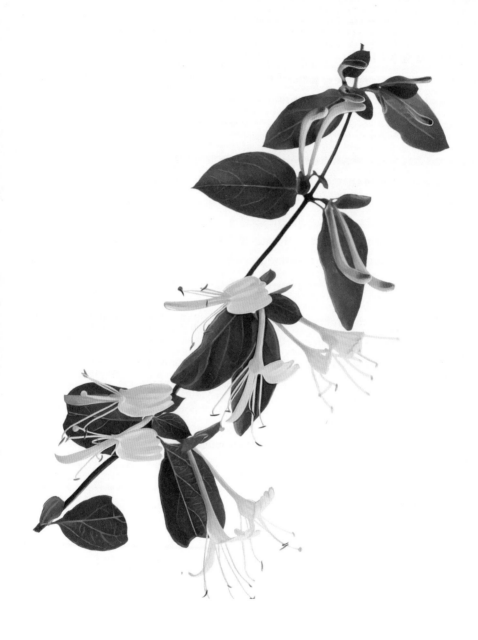

Dans un village vivait autrefois un très gentil jeune couple. Un an après leur mariage, la femme accoucha deux charmantes jumelles. Les parents étaient très contents et leur donnèrent comme prénoms Jin Hua et Yin Hua signifiant respectivement fleur d'or et fleur d'argent.

Elles grandissaient en étant toujours ensemble, s'entendaient bien, et savaient faire de la broderie et parler intelligemment: pour toutes ces raisons, elles étaient adorées par leurs parents, leurs voisins et par tous les villageois.

Pour leurs 18 ans, elles étaient belles comme des fleurs, les gens s'approchaient de leurs parents les uns après les autres pour leur proposer un mariage, mais aucune des sœurs ne voulait se marier: elles avaient trop peur de se séparer. Elles se juraient secrètement, « nous partageons le même lit tant que nous sommes vivantes et nous serons dans le même tombeau après la mort». Dans ces conditions, les parents ne les poussaient pas à se marier.

Les jours heureux ne durèrent cependant pas très longtemps. Un jour Jin Hua tomba soudainement malade: elle avait une fièvre élevée accompagnée de rougeurs généralisées. Très vite elle ne put plus se lever de son lit. Ses parents demandèrent une visite à domicile auprès d'un médecin qui l'examina et prit son pouls.

«Mon Dieu! c'est bien une maladie due à la chaleur toxique! Il n'a jamais été possible de guérir une telle affection. Nous n'y pouvons malheureusement rien.» dit le docteur.
Quand Yin Hua apprit que sa sœur était incurable, le cœur brisé elle pleura à côté d'elle toute la journée.
«Éloigne-toi de moi: cette maladie est contagieuse.» dit Jin Hua.
«Je préfèrerais souffrir à ta place! Comment pourrais-je avoir peur d'être contaminée?» demanda Yin Hua.
«Si je meurs, toi tu dois continuer à vivre.»
«Pourquoi as-tu oublié notre promesse? Si toi, tu meurs, je ne veux plus vivre.»

Quelques jours plus tard, la maladie de Jin Hua s'aggrava et Yin Hua fut également atteinte et obligée de s'aliter. Toutes les deux révélèrent leur dernier souhait à leurs parents.

« Après notre mort, nous allons nous réincarner en une plante médicinale capable de guérir cette maladie particulière. Nous ne voulons pas que d'autres en souffrent aussi.» dirent les sœurs.

Elles moururent peu de temps après, au même moment. Les villageois aidèrent les parents à les enterrer dans le même tombeau.

Au printemps de l'année suivante, toutes les herbes commençaient à pousser sauf sur leur tombe où rien ne sortait, à part une petite vigne. Pendant la floraison estivale, ses fleurs étaient d'abord blanches, puis ensuite jaunes, successivement... Les villageois furent surpris. En se souvenant des mots des sœurs, ils cueillirent ces fleurs et en préparèrent un remède pour traiter les maladies causées par la chaleur toxique. Ce remède se révélait alors vraiment efficace. Dès lors, cette plante fut désormais appelée *Jīn Yín Huā* signifiant « *fleur d'or et d'argent* ».

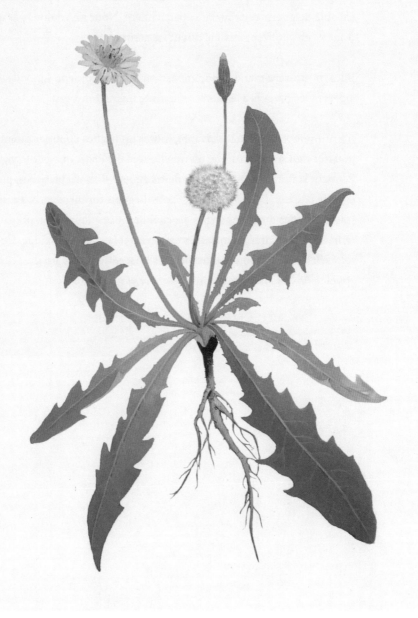

Pú Gōng Yīng 12

蒲公英

Nom
Nom français:
Pissenlit
Nom pharmaceutique:
Herba Tarxaci

Nature et saveur
Froide, amère et douce

Tropisme
Foie et Estomac

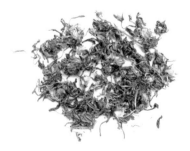

Actions
1. Rafraîchit la chaleur et élimine les toxines
2. Désenfle et dissipe les masses dures
3. Enlève l'humidité et traite la strangurie

Indications
1. Douleur due à la strangurie de chaleur, jaunisse causée par l'humidité-chaleur
2. Enflure, abcès, mastite

Posologie
9-15 g: décoction dans de l'eau et administration orale

Il y avait autrefois un propriétaire immobilier dont la jeune fille souffrait de mastite. Sa poitrine enflammée était rouge et enflée et la jeune fille était agitée par la douleur: elle voulait se cacher parce qu'elle était timide et s'efforçait de supporter sa souffrance sans rien dire. Ayant découvert sa maladie, la servante en informa immédiatement la mère.

«Notre jeune demoiselle est malade, il faudrait lui trouver un médecin tout de suite! » supplia-t-elle.

«Je n'ai jamais entendu dire qu'une jeune fille non mariée souffre de mastite! A-t-elle fait quelque chose de honteux?» pensait sa mère. Elle saisit la servante et lui donna une gifle.

«Comment notre jeune demoiselle peut-elle être touchée par une telle maladie? Où est-elle allée? Avec qui a-t-elle eu un rendez-vous?» lui demanda la mère.

«Notre jeune demoiselle n'a jamais franchi notre porte! Comment aurait-elle pu rencontrer quelqu'un ailleurs?» répondit la servante.

Alors la mère monta par l'escalier et gronda sa fille en pointant le bout de son nez, « Comment as-tu pu attraper cette maladie scandaleuse? Tu fais honte à tes parents!» s'écria la mère.

Quand la fille comprit ce que sa mère suggérait, elle se sentit humiliée et découragée, néanmoins, ne pouvant pas s'expliquer, elle ne put s'empêcher de pleurer.

Toute la nuit, elle se lamentait: «En plus de la souffrance qui m'envahit, ma mère me soupçonne d'être débauchée. Même si un docteur vient me voir, comment pourrais-je lui montrer ma poitrine? » Une fois la servante endormie, elle se leva, descendit silencieusement l'escalier et sortit par la porte de derrière: elle se jeta ensuite sans hésitation dans la rivière.

À côté de la rive, il y avait un bateau de pêche d'où un pêcheur étendait son filet avec sa fille au clair de lune. En voyant la demoiselle tomber dans l'eau, celle-ci se jeta immédiatement dans la rivière pour la sauver. Elle la hissa sur leur bateau et lui mit des habits secs. Durant ces mouvements, elle découvrit que la jeune femme était atteinte de mastite et le dit à son père.

«Demain, tu vas aller déterrer une sorte de plante médicinale pour elle.» lui dit son père.

Le lendemain, la fille ramena cette plante à feuilles longues et dentelées portant de petites boules douces et blanches. Elle les fit bouillir et fit boire cette décoction à la jeune fille qui guérit au bout de quelques jours.

Quand le propriétaire et sa femme apprirent que leur fille s'était jetée dans la rivière, ils se rendirent compte qu'ils avaient eu tort de l'avoir accusée. Saisis par de vifs remords, ils demandèrent aux gens de la chercher partout. L'ayant retrouvée, au moment de dire au revoir au pêcheur et à sa fille, la jeune malade se mit à pleurer. Le pêcheur lui donna encore de cette plante et lui demanda de continuer à en boire une décoction en cas de récidive.

La jeune fille se mit à genoux devant le monsieur et se prosterna trois fois en signe de remerciement. Après, elle s'en alla...

Au retour à la maison, la jeune femme demanda sa servante à planter dans leur jardin cette herbe qu'elle appela du nom de la fille du pêcheur, son sauveur: *Pú Gōng Yīng* pour leur rendre hommage. Dès lors, elle fut renommée pour son action thérapeutique contre la mastite.

Zǐ Huā Dì Dīng

13

Nom
Nom français:
Viola Phillipica
Nom pharmaceutique:
Herba Violae

Nature et saveur
Froide, amère et piquante

Tropisme
Cœur et Foie

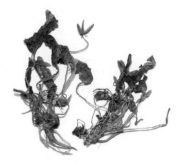

Actions
1. Rafraîchit la chaleur
   et élimine les toxines
2. Rafraîchit le sang et fait
   désenfler

Indications
1. Furoncle profond et gonflé
2. Morsure de serpent venimeux
3. Entérite et dysenterie
4. Jaunisse
5. Scarlatine

Posologie
15-30 g: décoction dans de
l'eau et administration orale ou
dosage approprié pour l'usage
externe

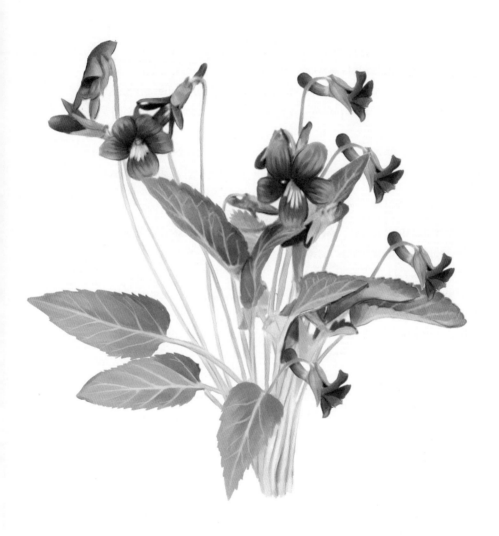

Il y avait deux mendiants qui vivaient toujours ensemble et qui vagabondaient d'un village à l'autre, l'amitié grandissant, ils étaient devenus « frères de sang ».

Un jour, le plus jeune eut un doigt rouge et enflé: la douleur était tellement vive qu'il en devint agité. L'aîné s'inquiétait: si son frère n'était pas immédiatement soigné par un docteur, son doigt pourrait se putréfier et tomber.

Non loin de chez eux se trouvait la ville de *Dongyang* où il y avait un dispensaire nommé « *Jishengtang* » où les patients allaient se faire soigner: cette officine préparait aussi des médicaments et en particulier un qui traitait les problèmes de suppuration. Les frères se rendirent à la pharmacie.

«Vous pouvez utiliser notre médicament, mais vous devez me payer d'abord cinq *Liang* d'argent», dit le patron de la pharmacie quand il vit ces deux frères.

Comment auraient-ils pu avoir autant d'argent? Ne pouvant pas l'acheter, ils s'agenouillèrent devant le rayon.

«Maître, ayez pitié de nous! Sauvez mon jeune frère, il ne supporte plus la douleur!» supplia le frère aîné.
«Allez-vous-en! Ma pharmacie n'est pas ouverte aux mendiants!» cria le patron en colère en les repoussant avec un balai.

À ces cris, les voisins sortirent voir ce qui se passait. L'un d'entre eux interpela le patron: «Cet abcès va tuer le jeune homme. Ayez pitié de lui et donnez-lui un antalgique, s'il vous plaît!»

«Allez-vous-en!» dit le patron en colère: «Mes médicaments ne sont pas gratuits!»
«Maitre, sur votre enseigne est-il bien écrit *Jishengtang* qui signifie *sauver la vie*, n'est-ce pas?»
«C'est pour sauver la vie du peuple, pas des mendiants!» s'écria le patron.

«Il existe encore un temple: pensez-vous être le seul à pouvoir me soigner?» dit le jeune frère en colère.

«Si quelqu'un d'autre dans un périmètre d'une centaine de kilomètres peut guérir votre problème, vous pourrez revenir et casser mon enseigne *Jishengtang*!» jura le patron avec un grand rire.

Les deux jeunes hommes se tournèrent et quittèrent la ville. Quand ils arrivèrent sur la pente de la montagne, ils s'assirent pour se reposer. Mais le jeune frère ne supportait plus la douleur.

«Frère, je te prie de me pousser dans la rivière pour me noyer ou de m'étrangler avec une corde, tu m'aideras alors à terminer cette vie trop souffrante!» demanda-t-il.

«Mon petit frère, aussi intense que soit ta douleur, tu dois tenir le coup, tu dois continuer à vivre.»

À ce moment-là, le soleil couchant jetait sa lumière douce sur la pente de la montagne et une fleur violette apparut sous le soleil. Le frère aîné en cueillit quelques-unes, les mit dans sa bouche et les mastiqua. Le goût étant un peu amer, il les cracha dans sa paume. À ce moment-là son frère lui saisit la main.

«Mon frère, mon doigt me brûle trop, je ne peux plus le supporter.» dit-il. En regardant autour d'eux, le frère aîné ne trouva pas d'eau fraîche: il mit alors les pétales de fleurs qu'il venait de mastiquer sur le doigt malade de son frère.

«Espérons que ces fleurs moites te rafraîchissent un peu le doigt.» lui dit-il Ils se sont ensuite assis un instant à proximité l'un de l'autre.

«Mon frère, mon doigt ne me brûle plus: ça va mieux.» dit le malade très content.

Quelque temps après, la douleur était complètement calmée.

«Oh, il est possible que cette fleur violette soit une plante médicinale et qu'elle puisse traiter un abcès!» dit le frère aîné. Ravi, il applaudit et cueillit rapidement un panier de ces fleurs avec également leurs feuilles et leurs racines.

Quand ils retournèrent dans le vieux temple, ils divisèrent alors les plantes en deux parties: la première fraction fut pulvérisée pour en faire une sorte de pâte pour l'usage externe et l'autre fut bouillie pour préparer une décoction à usage interne. Après avoir pris cette tisane, le jeune frère put bien dormir. Le lendemain, l'enflure et la douleur étaient parties et deux jours après, l'abcès était complètement guéri.

Le matin du troisième jour, les deux frères coururent à Dongyang et avec deux barres d'acier, ils cassèrent la plaque de « *Jishengtang*» en petits morceaux.

«C'est bien vous qui avez dit que personne d'autre que vous ne saurait guérir mon frère et que si quelqu'un y arrivait, nous pourrions détruire votre enseigne.» dit le grand frère au patron.
«Regardez bien! L'abcès de mon doigt est guéri.» fit remarquer le jeune homme en montrant son doigt à tout le monde.

Les bruits de la destruction de la plaque d'enseigne attirèrent les voisins qui approuvèrent tous cet acte. Réalisant qu'il avait eu tort, le patron de la pharmacie ferma sa porte et n'osa plus en sortir.

Les deux frères jetèrent leur canne de mendicité et grimpèrent sur la montagne avec leur panier sur le dos pour cueillir cette plante capable de traiter les abcès. Ils étaient généreux et en donnaient à toutes les personnes qu'ils rencontraient. Quelques années plus tard, le produit pour les plaies vendu chez « *Jishengtang*» ne trouva plus d'acquéreurs. Il paraît que le patron fut lui-même obligé de mendier pour vivre.

Plus tard, les frères voulurent donner un nom à cette plante: ils l'appelèrent *Zǐ Huā Dì Dīng* parce que la tige de la plante est droite comme un clou (« *Dì Dīng* » en chinois) et que sa fleur est violette (« *Zǐ Huā* » en chinois).

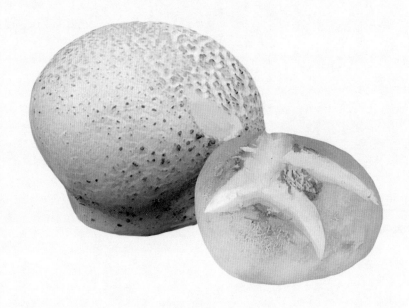

马
勃

Nom
Nom français:
Sporophore de champignon
Nom pharmaceutique:
Lasiosphaera seu Calvatia

Nature et saveur
Neutre et piquante

Tropisme
Poumon

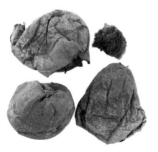

Actions
1. Rafraîchit la chaleur et élimine les toxines
2. Traite la douleur de la gorge
3. Arrête les saignements

Indications
1. Enflure de la gorge, perte de la voix
2. Saignements spontanés
3. Hémorragie de traumatisme (En usage interne ou externe)

Posologie
1,5-6 g pour l'administration orale et dosage approprié en usage externe

Un jeune garçon nommé Ma Bo s'en alla un été à la montagne avec des amis pour ramasser des herbes fraîches pour leurs cochons. Un de ses copains s'écorcha le mollet avec une branche d'arbre, ce qui le fit saigner. Le garçon cria tellement à cause de la douleur que les autres compères en furent effrayés.

«N'aie pas peur! Appuie fort sur ta blessure: attends, je vais te soigner.» dit Ma Bo.

Celui-ci chercha sur la pente de la montagne et trouva une plante en forme de boule de couleur gris-brun. Ma Bo la posa sur la plaie et lui fit un pansement avec une bande de tissu de coton pour la fixer ; ensuite, il porta son compagnon sur son dos jusqu'à la maison.

Trois jours plus tard, le garçon enleva le tissu et constata que la nouvelle chair délicate poussait bien: deux jours après, la plaie était cicatrisée.

«Comment se fait-il que toi, aussi jeune, tu saches soigner une plaie avec cette plante?»
«Regarde!» Ma Bo retroussa son pantalon et montra sa jambe avec une cicatrice. «Elle a guéri avec la même plante.»
« Qui te l'a appris? »
« Moi-même.» répondit le garçon: « Un jour j'étais en train de couper du bois de chauffage sur la montagne et par inattention je me suis entaillé la jambe et elle a commencé à saigner. C'était tellement douloureux que je transpirais de tout mon corps: je croyais que j'allais mourir et à ce moment-là, j'ai vu une grosse boule grise à côté de moi. Tout de suite, je l'ai prise et je l'ai appliquée sur la plaie: le saignement s'est alors immédiatement arrêté. Quelques jours plus tard, la plaie était cicatrisée et désormais, chaque fois que je me blesse les mains ou le visage, je me soigne avec cette plante.

Depuis, quiconque avait une plaie se faisait soigner par Ma Bo et même si le garçon n'était pas là, le blessé allait lui-même chercher la plante à grandes boules grises: petit à petit *Mă Bó* est devenu le nom de cette plante.
Mais qu'était cette boule grise? C'était le fruit d'une plante: sa forme était

comme une balle quand elle était jeune, mais lorsqu'elle mûrissait, elle se séchait et se transformait en une grosse sphère de couleur gris-brun. Avec le temps, on découvrit qu'en plus de sa fonction d'arrêter le saignement, elle pouvait aussi clarifier la chaleur du Poumon, diminuer la fièvre et soulager la gorge. La plante est alors devenue très connue grâce à ses nombreuses fonctions thérapeutiques.

白头翁

Bái Tóu Wēng

15

Nom
Nom français:
Racine de Pulsatille de Chine
Nom pharmaceutique:
Radix Pulsatillae

Nature et saveur
Froide et amère

Tropisme
Estomac et Gros Intestin

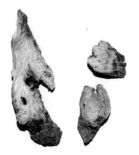

Actions
1. Rafraîchit la chaleur et élimine les toxines
2. Rafraîchit le sang et traite la dysenterie

Indications
1. Dysenterie avec selles sanguinolentes causée par la chaleur toxique
2. Abcès et gonflements dus aux toxines

Posologie
9-15 g ou 15-30 g: comme dosage maximal, décoction dans de l'eau pour administration orale ou en usage externe

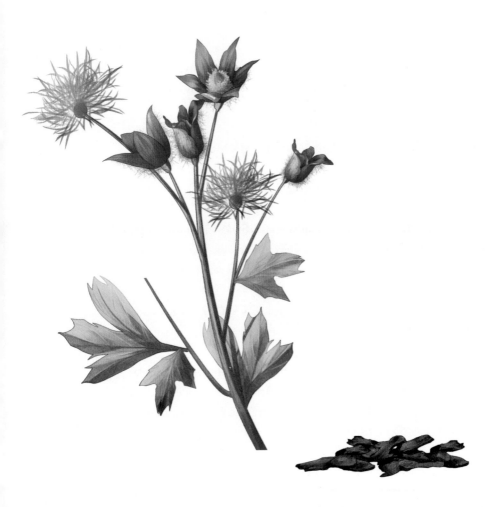

Il était une fois un jeune homme qui souffrait de mal au ventre. La douleur était tellement intense qu'il était tout en sueur. En serrant son abdomen avec ses deux mains, il se rendit chez un médecin.

Malheureusement, quand il arriva chez le médecin, celui-ci était en déplacement pour visiter ses patients. Le jeune homme dût rentrer et tomba par terre à mi-chemin. À ce moment-là, un monsieur âgé à cheveux blancs qui marchait avec une canne l'aborda:

« Pourquoi vous êtes-vous allongé ici? » demanda le monsieur.

« J'ai une douleur atroce au ventre. » répondit le jeune homme.

« Mais pourquoi ne pas aller voir un médecin? »

« Il est en visite. »

« Pourquoi n'avez-vous pas cherché des remèdes? »

« Où puis-je trouver ces remèdes? »

« N'avez-vous pas vu l'herbe à côté de vous? »

« Mais où ça? »

La vieille personne montra alors une plante sauvage dont le fruit portait des poils blancs et lui dit: « Sa racine est un remède. Faites-en une décoction et prenez-la pendant trois jours et vous serez guéri. »

« Est-ce vrai? »

« À mon âge, on ne peut mentir, voyez-vous? C'est une recette ancestrale secrète de notre famille. »

Le jeune homme y croyait à peine. Au bout d'un moment, quand la douleur eut diminué, il arracha quelques-unes de ces plantes et rentra chez lui. Dans l'après-midi, il eut de nouveau mal au ventre et des diarrhées. Il essaya la recette du monsieur: « nettoyer les racines, les couper en petits morceaux et les cuire dans de l'eau ». Il prit la décoction et le lendemain matin, il en prit une deuxième dose. Le matin du 3ᵉ jour, la douleur était partie. Le jeune homme était totalement guéri de ses diarrhées et était ravi.

Après cela, quelques voisins souffraient de diarrhées, il alla aux champs à l'extérieur de son village et arracha ces plantes avec une pelle et en remplit un panier. Au retour, il donna ces herbes à ses voisins. Tous ceux qui avaient pris cette décoction furent guéris.

« Où avez-vous appris cette recette de thérapie? » lui demanda-t-on.
Le jeune homme leur raconta comment le monsieur lui avait donné la
recette.
« D'où vient-il? » demandèrent-ils.
« J'ai oublié de lui poser cette question. »
« Quel est le nom de cette plante précieuse? »
« Il ne me l'a pas dit, non plus.»

Le jeune homme regrettait de ne pas avoir demandé le nom de la plante.
Quelques jours plus tard, il se rendit à l'endroit où il avait rencontré le
monsieur âgé en espérant le remercier de vive voix. Au moment où il arriva,
il s'aperçut que cette plante secouant doucement ses poils blancs au vent
sur la colline ressemblait justement à ce monsieur âgé avec ses cheveux
blancs.

« Ah! peut-être l'immortel du Sud s'était incarné dans la vie pour me passer
cette prescription. Nous ne pourrons pas l'oublier: nous allons nommer
cette plante *Bái Tóu Wēng* (signifiant *monsieur âgé aux cheveux blancs*) ».

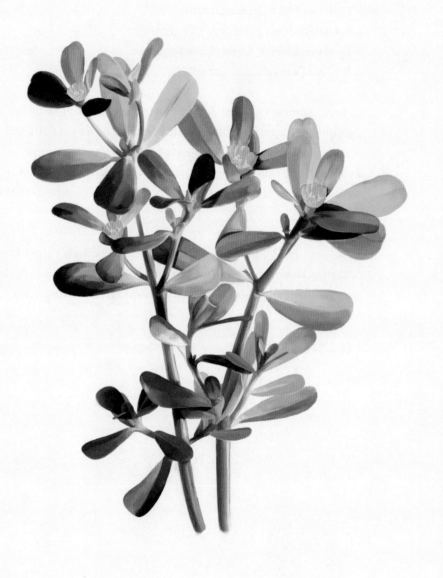

Mǎ Chǐ Xiàn   16

马齿苋

Nom

Nom français:
Pourpier
Nom pharmaceutique:
Herba Portulacae

Nature et saveur

Froide et acide

Tropisme

Gros Intestin et Foie

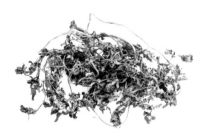

Actions

1. Rafraîchit la chaleur et élimine les toxines
2. Rafraîchit le sang et arrête les saignements
3. Traite la dysenterie

Indications

1. Diarrhée due à l'humidité-chaleur
2. Dysenterie avec selles sanguinolentes causée par la chaleur toxique
3. Métrorragie et métrostaxis
4. Leucorrhées avec pertes rouges
5. Abcès et gonflements dus à la chaleur toxique
6. Selles sanguinolentes

Posologie

9-15 g: décoction dans de l'eau et administration orale

Il y avait autrefois une famille dans laquelle la femme gérait toutes les affaires de la maison. Elle avait trois fils dont deux étaient mariés, mais pas le troisième: celui-ci était encore jeune et sa mère lui acheta une jeune petite épouse*, qui avait seulement 11 ans.

Elle était obligée de porter de vieux habits et de manger les résidus des repas de la famille et c'était elle qui faisait toutes les sales besognes et qui travaillait dur à la maison. En plus de cela, sa belle-sœur aînée ne l'aimait pas du tout et provoquait des conflits pour que la belle-mère la batte: tous les autres s'en amusaient, sauf la seconde belle-sœur qui était gentille avec elle et chaque fois qu'elle voyait que la jeune fille était maltraitée, elle faisait de son mieux pour calmer la mère.

Une année, le village fut gravement touché par une dysenterie épidémique et de nombreux villageois moururent de cette maladie. La jeune fille en fut atteinte. Sa belle-sœur aînée qui avait peur d'être elle-même contaminée dit alors à la mère: « La diablesse ne peut plus travailler. À quoi ça sert de la garder à la maison?»

À ces mots, la mère décida de chasser la petite fille du logis. Elle réfléchit: si la malade survivait, elle pourrait quand même travailler encore et elle la mit alors dans une hutte située dans leur jardin potager.

La petite fille en avait le cœur brisé: puisque sa belle-mère ne la considérait pas comme un être humain et que son futur mari était indifférent, elle était désespérée. Dans ce potager, il y avait un puits, elle s'en approcha bien décidée à se jeter dedans.

À ce moment-là, sa seconde belle sœur courut auprès d'elle et la saisit: «Ma petite sœur, tu es tellement jeune, tu as toute la vie devant toi. Il ne faut pas te suicider: tiens, je t'ai amené un petit pot de soupe. Bois-la. Demain je demanderai à mon mari de trouver un médecin pour te soigner.» dit-elle.

Alors, la jeune fille abandonna l'idée de se supprimer et continua à vivre dans la petite hutte. Mais sa belle-sœur ne vint pas le lendemain, ni le troisième jour. N'ayant plus de soupe, elle avait tellement faim qu'elle en avait la vision trouble. Bien qu'elle ait pu trouver de quoi manger dans le jardin, elle avait si peur de sa belle-mère qu'elle n'osait rien toucher sans sa permission. Finalement, elle était si affamée qu'elle ne put plus résister: elle arracha une sorte de plante sauvage qu'elle trouva à proximité et la mijota dans une soupière. Au bout de deux jours, elle fut guérie de sa maladie.

Se sentant donc mieux, elle rentra doucement à la maison. De très loin, elle s'aperçut qu'un morceau de tissu en chanvre écru était accroché sur leur grande porte. Elle vit aussi son futur mari en vêtement de deuil. Quand ils furent à côté l'un de l'autre, ils se regardèrent stupéfaits.

«Que se passe-t-il chez nous?» demanda la fille.

«Comment? Tu es toujours vivante?» répondit le jeune homme.

«Tu t'habilles comme ça pour qui?»

«Notre mère, notre frère et notre sœur aînée ont été emportés par la dysenterie et notre seconde sœur est maintenant alitée à cause de cette même maladie.»

La jeune fille courut rapidement dans la maison pour voir la seconde sœur.

«Comment t'es-tu guérie?» demanda celle-ci.

«Je ne le sais pas, moi.»

«Je ne pouvais pas aller te voir! Qu'est-ce que tu as mangé depuis?»

«J'ai pris des légumes sauvages.»

En disant ces mots, la jeune fille eut une intuition: peut-être que cette plante rustique qu'elle avait consommée pourrait traiter la maladie. Elle courut dans le jardin et en arracha une grande quantité. Elle la fit cuire et en confectionna une soupe qu'elle amena à sa belle-sœur.

«Bois-la, ma sœur. J'ai été guérie grâce à cette plante.» dit la jeune fille.

Dès que la malade eut bu ce bouillon, elle se sentit mieux.

Cette plante avait des feuilles en forme de dents de cheval et c'est pour cette raison qu'elle fut appelée *Mǎ Chǐ Xiàn* (signifiant « *dents de cheval amarante* »). Depuis, *Mǎ Chǐ Xiàn* est largement utilisé dans le traitement de la dysenterie.

*Cette fille achetée est une *Tongyangxi* (lit. « belle-fille élevée enfant »), une jeune enfant « adoptée » dans la famille de son futur époux. C'était une pratique de la société traditionnelle chinoise, présente surtout dans les milieux ruraux. Elle permettait à la belle-mère de former sa bru dès son jeune âge aux tâches du foyer. Cette pratique est abolie en 1949 avec la fondation de la République populaire de Chine.

白薇

Nom
Nom français:
Racine et rhizome de
Cynanchum atratum
Nom pharmaceutique:
Radix et Rhizoma Cynanchi Atrati

Nature et saveur
Froide, amère et salée

Tropisme
Foie et Rein

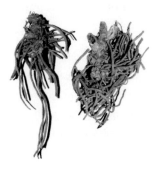

Actions
1. Élimine la chaleur et rafraîchit le sang
2. Favorise la diurèse et traite la strangurie
3. Élimine les toxines et traite les furoncles

Indications
1. Fièvre due au vide de Yin, fièvre post-partum
2. Stranguries de chaleur ou de sang
3. Abcès et furoncle avec gonflements, morsure de serpent venimeux, enflure et douleur de la gorge
4. Fièvre due au vide de Yin

Posologie
4,5-9 g: décoction dans de l'eau et administration orale

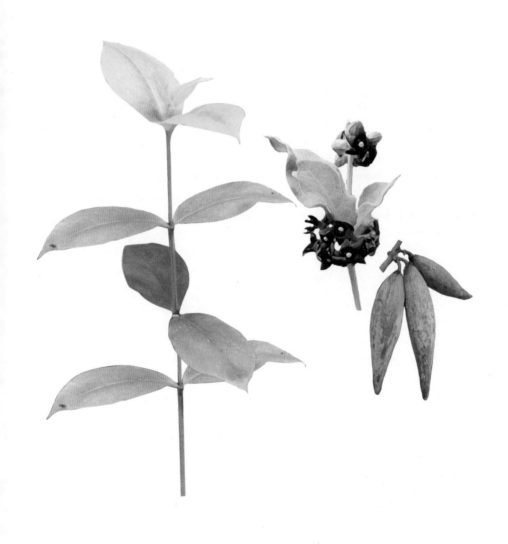

Pendant la guerre, tout le monde avait peur lorsque l'armée passait parce que les soldats vaincus se comportaient comme de véritables bandits: ils incendiaient, tuaient, violaient, pillaient et ne laissaient rien tranquille. D'un autre côté, lorsqu'ils remportaient une victoire, leurs officiers les récompensaient en leur donnant quartier libre et en leur permettant tout, même les pires outrances. Pour cette raison, à cette époque, on s'enfuyait à moindre nouvelle de bataille.

Une année, la guerre éclata: tous les habitants s'étaient échappés des villages de la région concernée, sauf un malade alité et incapable de s'en aller. Sa femme était restée avec lui. Sachant qu'ils devraient souffrir quand l'armée arriverait, ils n'avaient pas d'autre chose à faire que de s'en remettre au destin.

Une nuit, alors que la femme préparait une infusion pour son mari, elle entendit quelqu'un frapper à la porte:

«Frères, ouvrez la porte et sauvez-moi, s'il vous plaît!» demanda une voix désespérée.

Le malade et sa femme discutèrent un petit moment, celle-ci ouvrit la porte et découvrit un soldat tout ébouriffé qui se mit à genoux aussitôt entré dans la maison:

«Frère et sœur, sauvez-moi, je suis en danger!» supplia-t-il.
«Qu'est-ce qui vous arrive?»
«Nous avons perdu la bataille et je suis le seul survivant. Si vous avez de vieux habits, pourriez-vous me les donner, je vais me déguiser, sinon ils me tueront s'ils me saisissent.» Se sentant désolé pour le soldat, le malade demanda à sa femme d'aller lui chercher un ensemble de vêtements qu'il mit immédiatement, tandis que la femme jeta son uniforme dans un étang en dehors.

Peu de temps après, un groupe de guerriers et de chevaux entoura leur maison; le chef de section se précipita à l'intérieur et demanda d'un air féroce:

«Quelqu'un s'est-il caché ici?»
«Non.»
«Qui sont ces deux hommes-là?»
«L'homme alité est mon mari et il est malade; l'autre est un docteur qui vient le voir: vous voyez, je suis en train de préparer de la tisane» répondit la femme.

D'un coup de pied, le chef renversa le pot de cuisson et demanda aux soldats de pousser les deux hommes en dehors et de les battre. Les autres guerriers se ruèrent dans la maison, s'emparèrent de tout qu'ils trouvaient de valable et mirent le feu au reste avant de partir.

Quand ces bandits furent partis, le soldat déguisé et survivant de cette calamité aida le malade et sa femme à combattre l'incendie et à sauver les meubles lourds.

«Frère et sœur, vous avez souffert pour me sauver, j'en suis vraiment désolé» dit le soldat avec des larmes dans les yeux.
«Ne parlez pas comme ça, je suis gravement malade, mes jours sont comptés.» dit le malade.
«De quelle maladie souffrez-vous?»
«J'ai une sensation de chaleur généralisée dans tout le corps et une faiblesse des quatre membres.»
«Depuis combien de temps êtes-vous dans cet état?»
«Je suis alité depuis un an.»
«Êtes-vous soigné par un médecin?»
«Mais oui, même par plusieurs, mais aucun remède n'a marché.»

Le soldat s'approcha de lui et prit son pouls pendant un moment.

«Je peux vous soigner. J'irai vous chercher une plante médicinale demain quand il fera jour.» dit le soldat.

Le lendemain, il sortit et revint avec une plante qui avait des feuilles ovales et qui portait des fleurs violettes.

«Sœur, lavez bien ces racines et faites les cuire pour mon frère. Vous pourrez en ramasser encore pour les prochains jours et il guérira avec des décoctions de cette plante.»

«Merci!»

«Pourquoi me remercier, c'est vous qui m'avez sauvé la vie! Mais je dois partir maintenant.»

«Dites-nous votre nom, s'il vous plaît. Nous sommes amis maintenant.» dit aussitôt le malade.

«Je m'appelle Bai Wei; je reviendrai certainement vous voir si j'ai la chance de survivre.»

Le soldat partit. Notre patient se sentit mieux après avoir pris la tisane. Il la but régulièrement et au bout d'un mois, il fut guéri.

Quand les villageois retournèrent, ils lui demandèrent comment avait-il pu récupérer de la maladie.

«Un de mes amis m'a apporté des remèdes.» répondit le patient.

«Quel remède?»

«Une herbe médicinale.»

«Quel est son nom?»

«Ah, il ne me l'a pas dit. Mais puisqu'il m'a promis de revenir me voir, nous lui demanderons alors.»

Finalement Bai Wei ne revint jamais et pour lui rendre hommage, on appela cette plante de son nom « *Bái Wēi*».

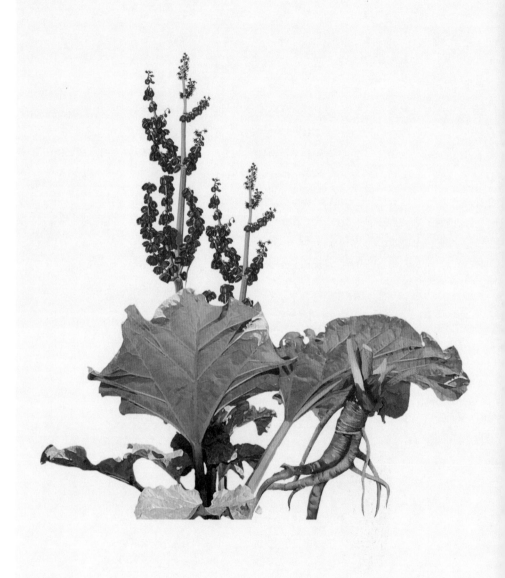

Dà Huáng

18

大黃

Nom
Nom français:
Racine et rhizome de Rhubarbe
Nom pharmaceutique:
Radix et Rhizoma Rhei

Nature et saveur
Froide et amère

Tropisme
Rate, Estomac, Gros Intestin,
Foie et Péricarde

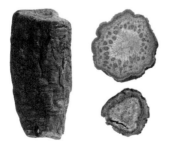

Actions
1. Élimine les accumulations et les stagnations par purgation
2. Disperse la chaleur, le feu, rafraîchit le sang et élimine les toxines
3. Désobstrue les méridiens

Indications
1. Constipation due à l'accumulation de chaleur
2. Épistaxis et hémoptysie due à la chaleur du sang
3. Yeux rouges et enflure de la gorge
4. Affections pyogènes dues à la chaleur toxique
5. Brûlures
6. Stases de sang
7. Dysenterie due à l'humidité-chaleur, jaunisse et strangurie

Posologie
3-15 g: décoction dans de l'eau et administration orale; dosage approprié en usage externe

Dà Huáng, produit fréquemment utilisé dans la pharmacopée chinoise, s'appelait autrefois *Huang Gen*. Pour quelles raisons son nom a-t-il changé? En voici l'histoire…

Il y avait autrefois un docteur qui était surnommé «Huang». Depuis des générations, sa famille était réputée pour le ramassage des plantes médicinales suivantes: *Huang Lian, Huang Qi, Huang Jing, Huang Qin* et *Huang Gen*. Cette famille avait guéri de nombreux patients avec ces cinq plantes partageant la même syllabe «Huang» (signifiant jaune en chinois) et cela lui valut le surnom de «M. Wu Huang» (Monsieur les cinq jaunes).

Chaque année au mois de mars, quand M. Wu Huang allait à la montagne pour y chercher des plantes, il logeait jusqu'après l'automne chez un nommé Ma Jun dans un petit village au pied de la montagne. Ma Jun était un paysan et son foyer se composait de trois personnes: lui, sa femme et leur fils. Petit à petit, M. Wu Huang et la famille de Ma Jun étaient devenus de bons amis.

Une année, en revenant au village, M. Wu Huang ne retrouva plus la maison de Ma Jun: «La famille a été frappée par une catastrophe pendant l'hiver dernier: sa femme est morte dans l'incendie qui a ravagé leur maison et il survit maintenant avec son fils dans une grotte.» lui dirent les villageois. Affligé par cette nouvelle, M. Wu Huang alla voir Ma Jun et son fils dans la grotte de la montagne. En voyant son ami, Ma Jun éclata en sanglots.

«Maintenant que tu n'as plus rien, pourquoi ne viens-tu pas avec ton fils: vous me suivrez pour ramasser et vendre les plantes médicinales.» dit M. Ma Huang.

Ma Jun fut content de suivre son ami: au bout de six mois d'errance, celui-ci sut reconnaître et trouver les « Wu Huang », les fameuses cinq plantes jaunes. Cependant, M. Wu Huang ne lui apprenait pas comment soigner les patients avec ces plantes.

«Frère, pourquoi ne m'apprends-tu pas encore à traiter les malades?» demanda Ma Jun.

«Je trouve que tu es trop impatient d'être un soignant.» dit M. Wu Huang en riant.

Un peu déçu par cette remarque, Ma Jun faisait très attention et observait

M. Wu Huang quand il soignait ses patients et il utilisait des plantes secrètement, car avec le temps, il avait accumulé quelques connaissances sans que M. Wu Huang s'en aperçoive et il commençait pratiquer la médecine.

Un jour, alors que M. Wu Huang n'était pas à la maison, une femme enceinte vint visiter le docteur: elle était terriblement faible et maigre.

«Qu'est-ce qu'il vous arrive?» demanda Ma Jun.

«Des diarrhées» lui répondit la malade.

Huang Lian est la plante qui devait être prescrite pour arrêter la diarrhée, mais Ma Jun lui donna *Huang Gen* à la place. À la suite de deux prises, la situation de la malade s'aggrava et elle mourut au bout de deux jours. Puisque la famille pensa que la prescription avait été faite par Ma Jun, ils l'envoyèrent devant le tribunal de la région. À l'issue d'une étude attentive du cas, le magistrat conclut que c'était Ma Jun qui avait tué la patiente parce qu'il avait agi comme un charlatan.

À ce moment-là, M. Wu Huang apparut devant la salle d'audience et s'agenouilla:

«C'est moi le coupable, j'en prends la responsabilité.» dit M. Wu Huang.

«Qui êtes-vous? Pourquoi seriez-vous le criminel?» demanda le juge.

« Seigneur, cela ne le concerne pas: c'est moi qui ai agi à son insu.» s'écria M. Ma Jun.

Le magistrat avait déjà entendu parler de M. Wu Huang et quand il comprit leur amitié, il apprécia beaucoup que les deux hommes se comportent ainsi, unis par un profond attachement. De ce fait, le juge fit de son mieux pour affranchir l'accusé de sa culpabilité. Finalement, ces deux frères furent condamnés à payer une amende à la famille de la victime et ils furent libérés.

«Tu es trop impatient de maîtriser l'art de guérir. Comme tu l'as vu, une mauvaise prescription peut tuer un patient.» lui dit M. Wu Huang.

À la suite de cela, Ma Jun acquit peu à peu de l'expérience, devint plus savant en matière de plantes médicinales et M. WU Huang commença à lui apprendre la médecine. Pour qu'il retienne la leçon, M. WU Huang modifia le nom *Huang Gen* en *Dà Huáng* signifiant « *grand jaune* » afin que les générations futures puissent éviter l'éventuelle confusion.

Nom
Nom français:
Racine de clématite
Nom pharmaceutique:
Radix et Rhizoma Clematidis

Nature et saveur
Tiède, piquante et salée

Tropisme
Vessie

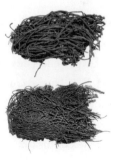

Actions
1. Chasse le vent-humidité
2. Débloque les vaisseaux Luo et calme la douleur
3. Ramollit et dissout les arêtes de poisson

Indications
1. Syndrome Bi dû au vent-froid
2. Blocage de petites arêtes dans la partie supérieure de la gorge (avaler doucement la décoction dans de l'eau)

Posologie
6-9 g: décoction dans de l'eau et administration orale;
30-35 g: décoction pour le blocage d'arêtes de poisson

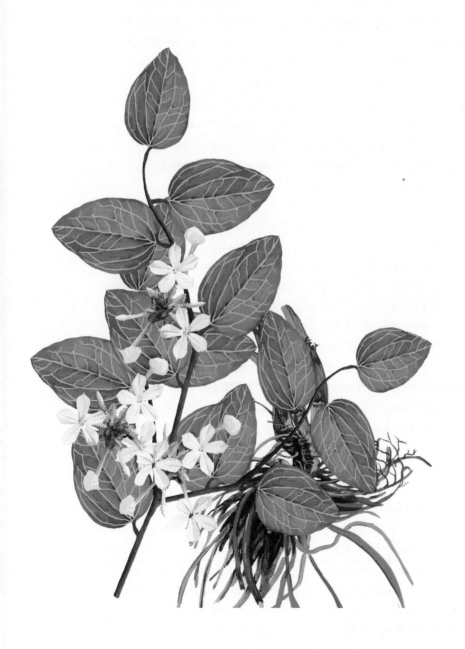

Sur une grande montagne au sud de la Chine, il y avait un vieux temple appelé *Weiling*. Les moines les plus âgés de ce temple connaissaient la médecine et l'un d'entre eux était réputé pour traiter le rhumatisme; il pouvait également soulager quelqu'un ayant un petit morceau d'os bloqué dans la gorge. En effet, de nombreuses personnes de cette région souffraient de rhumatisme parce qu'ils travaillaient tout au long de l'année dans un climat pluvieux et venteux et d'un autre côté, de nombreux chasseurs avaient un régime alimentaire particulier et riche en viande d'animaux sauvages: il leur arrivait dans ces conditions d'avoir de temps en temps un petit morceau d'os coincé au fond de la gorge. Pour toutes ces raisons, de nombreuses personnes venaient souvent demander de l'aide auprès du vieux moine.

Celui-ci était rusé: chaque fois qu'on venait lui demander son traitement, il allumait un bâton d'encens, récitait des textes saints, puis mettait la cendre de l'encens brûlé dans un bol d'eau et il demandait au malade de le boire. Généralement quand les patients buvaient ce genre de breuvage, leur problème se résolvait. Pour gagner de l'argent et par pure escroquerie, le vieux moine disait que c'était un certain Bouddha qui leur sauvait la vie par un pouvoir surnaturel, mais en réalité, l'eau contenue dans le bol était une tisane qu'il avait préparée auparavant. Progressivement, tout le monde finissait par dire que le Bouddha du temple Weiling pouvait satisfaire à toutes les demandes du peuple et par conséquent, on lui avait accolé un surnom «*Sai Shen Xian*», qui signifiait que le vieux moine était plus fort qu'un saint immortel. Les gens venaient de très loin afin de le vénérer en brûlant un bâton d'encens.

Ce subterfuge bien réussi trompait la population extérieure au temple, mais un jeune moine qui ramassait l'herbe médicinale et préparait la décoction connaissait bien la vérité. Il travaillait beaucoup: en plus de la cuisson de la tisane dans une maison privée, il était obligé d'allumer le feu afin de préparer les repas, de nettoyer la cour et de faire toutes les basses besognes du temple. Malgré tous ses efforts dans ces activités, il était maltraité par le vieux moine. Ne pouvant se plaindre à personne de ces injustices, le pauvre jeune homme décida de préparer la décoction avec une plante de substitution n'ayant aucune vertu.

Un jour, le fils d'un chasseur fut incommodé par un morceau d'os coincé dans sa gorge: le père arriva au temple en portant son fils dans ses bras pour demander de l'aide auprès du Bouddha «*Sai Shen Xian*». Le fameux moine génial alluma un bâton d'encens et récita de saintes prières comme d'habitude. Ensuite, il mit la cendre de l'encens dans la tisane et demanda au garçon de la boire.

Normalement, en buvant cette boisson spéciale, le morceau d'os aurait dû se ramollir et descendre dans l'estomac pour y être digéré avec les aliments. Mais cette fois-ci, la tisane fut inefficace: l'os restait toujours coincé dans la gorge du garçon qui toussait si fort que son visage devenait bleu et qu'il n'arrivait plus à émettre le moindre son. Le vieux moine s'en inquiétait: la sueur perlait sur son front. Ayant peur d'un échec, il dit au père:

«Vous êtes impur dans votre corps et vous offensez le Bouddha. Allez-vous-en! Bouddha ne veut pas vous manifester sa bonté. »

Le chasseur dut quitter le temple, portant son fils dans ses bras. Rempli de compassion envers le malade, le jeune moine sortit par la porte de l'arrière et courut après le père et son fils.

«Si le Bouddha n'était pas efficace, votre fils pourrait essayer un autre remède.» dit-il.
«Jeune maître, où puis-je trouver ce remède?»
«Attendez un moment, s'il vous plaît.»

Le jeune moine rapporta un bol de la vraie décoction médicinale et demanda au garçon de la boire: le pauvre enfant fut aussitôt soulagé. Le chasseur remercia le guérisseur à maintes reprises.

À la suite de cela, l'eau à cendres du *Sai Shen Xian* ne guérit plus jamais. Le tricheur se justifia en prétendant que «le patient n'était pas croyant et que c'est pour cette raison que le Bouddha n'avait pas voulu le sauver.»

Cependant avec le temps, tout le monde se rendit compte que l'eau à cendres ne servait à rien. Ainsi, plus personne n'allait chez lui en cas de maladie et le bâton d'encens ne se consuma plus.

En conséquence, des patients de plus en plus nombreux allaient chercher un traitement auprès du jeune moine. Les gens habitant cette région montagneuse disaient que l'eau à cendres provenant de la porte de devant du temple Weiling ne pouvait pas guérir, tandis que la décoction médicinale venant de la porte de l'arrière était efficace.

Au début, le petit novice avait peur d'être battu craignant que le vieux moine apprenne qu'il soignait les gens avec sa décoction, mais avec le temps, il ne se cachait plus: sa volonté était de soigner. Un jour, un pêcheur souffrant de rhumatisme vint chercher de la tisane auprès de lui, mais ce pêcheur avait oublié qu'il fallait passer par la porte de derrière: il alla tout droit dans le hall du temple pour chercher le petit moine. En réalisant que sa boisson à cendres avait perdu totalement son pouvoir magique, le vieux bonze devint si furieux qu'il voulut réprimander le jeune. Pourtant, il ne pouvait pas le faire devant le pêcheur puisqu'il était conscient que c'était lui qui avait tort: il en tomba alors sur les marches de l'escalier et en mourut.

Désormais, le jeune moine était devenu le grand maître du temple Weiling: il cultivait cette plante et en donnait aux patients sans demander le moindre sou.

Les feuilles de cette plante étaient petites et elles fleurissaient en automne: le jeune moine, tout en en maîtrisant la culture et l'application, ignorait son nom. Puisqu'elle était tellement appréciée pour son efficacité comme une herbe d'immortalité, elle fut nommée plus tard *Wēi Líng Xiān* signifiant « *herbe d'immortalité de Weiling* ».

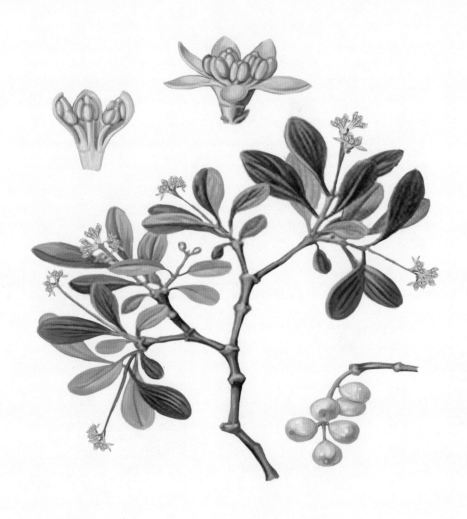

Sāng Jì Shēng 20

桑寄生

Nom
Nom français:
Tige feuillée de Taxillus chinensis
Nom pharmaceutique:
Herba Taxilli

Nature et saveur
Neutre, amère et douce

Tropisme
Foie et Rein

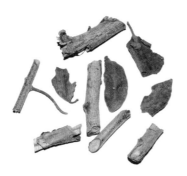

Actions
1. Disperse le vent-humidité
2. Tonifie le Foie et le Rein, renforce les os et les tendons
3. Calme le fœtus
4. Abaisse la tension artérielle
5. Traite l'hyperlipidémie

Indications
1. Sydrome Bi dû au vent-humidité, en particulier courbature lombaire et faiblesse de genoux
2. Métrorragie et métrostaxis, pertes de sang pendant la grossesse et agitation fœtale
3. Hypertension et cardiopathie coronarienne
4. Néphrite chronique
5. Bronchite chronique
6. Poliomyélite

Posologie
9-15 g: décoction dans de l'eau et administration orale

Il y avait autrefois un riche propriétaire dont le fils souffrait de rhumatismes: la maladie touchait surtout son dos et ses genoux. Ne pouvant marcher normalement, le garçon était alité depuis des années et les médecins consultés n'avaient pas pu trouver de traitement efficace contre sa maladie.

Ce propriétaire demanda à un pharmacien vivant à la montagne du sud de lui fournir des remèdes pour son fils malade. Comme la montagne se trouvait éloignée de 20 km, le père imposa à un jeune paysan d'aller chercher les plantes médicinales chez ce pharmacien tous les deux jours. Celui-ci prescrit plusieurs types de plantes et en dépit de cela la maladie du garçon ne guérissait toujours pas.

Il avait beaucoup neigé cet hiver-là et pour aller chercher les plantes le paysan devait parcourir 40 km à pied dans la neige profonde: n'étant pas suffisamment couvert, le pauvre frissonnait de froid.

Un proverbe ancien disait: « Quand votre nourriture dépend de quelqu'un d'autre, vous serez manipulé par lui.» et pour cette raison le jeune homme se disait que s'il retournait sans avoir les plantes attendues, son patron serait déçu, or un jour, en dehors de leur village, il aperçut de petits branchages sortant d'un trou dans un vieux mûrier blanc.

«Ne sont-ils pas semblables à la plante médicinale prescrite pour notre malade? Puisqu'il ne s'améliore pas avec toutes les plantes déjà essayées, je pourrais peut-être ramener ces brindilles à la place des produits du pharmacien.» Il grimpa sur l'arbre et en découpa quelques pousses. Après, il courut discrètement chez un de ses amis, partagea les rameaux en petits morceaux et les enveloppa dans du papier. Après avoir passé un petit moment avec son camarade, il rentra chez le riche propriétaire qui ne connaissait pas le contenu habituel du paquet, parce qu'il faisait préparer la décoction par d'autres personnes. Le jeune paysan constatant plus tard que son patron ne se rendait pas compte de son astuce la poursuivit, ce qui lui évita les longs trajets d'allers-retours.

De son côté, le pharmacien s'étonnait de l'absence de visite du paysan depuis un certain temps.

«S'il ne vient pas chercher le remède, qu'est-ce que le petit malade a-t-il pu prendre pour s'améliorer?» se demanda-t-il.

Le pharmacien voulut savoir ce qui se passait et il se rendit donc chez ce propriétaire. Quand il arriva à la porte de la famille riche, il rencontra le jeune paysan: ayant peur que le visiteur dise la vérité, il lui confessa ce qu'il avait fait.

«Ne dites rien à mon patron, s'il vous plaît!» supplia-t-il.
«D'accord!» promit le pharmacien, «mais vous devrez me dire ce que vous avez donné au garçon malade.»
«Trois brindilles! Elles ont poussé dans le vieux mûrier qui est juste en dehors de notre village.»
«Je n'ai jamais entendu dire que les branches de mûrier pouvaient guérir le rhumatisme. Allons-y voir ensemble!»

Le paysan l'y conduisit. Quand le pharmacien grimpa sur l'arbre, il découvrit une plante qui poussait à partir d'un trou du mûrier et qui avait des feuilles semblables à celles de l'arbre nommé « savant chinois ». Il en découpa quelques branches et descendit.

Quand le pharmacien s'en servit comme traitement, les résultats montraient qu'elle était réellement efficace chez des patients souffrant de rhumatisme. Poussant à partir du mûrier (*Sāng*), cette plante prit désormais le nom *Sāng Jì Shēng* signifiant « *plante parasite du mûrier* ».

苍术

Nom
Nom français:
Rhizome d'Atractylodes
chinensis
Nom pharmaceutique:
Rhizoma Atractylodis

Nature et saveur
Tiède, piquante et amère

Tropisme
Rate, Estomac et Foie

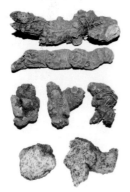

Actions
1. Assèche l'humidité et renforce la Rate
2. Disperse le vent-humidité
3. Provoque la transpiration et libère le Biao-extérieur

Indications
1. Syndrome d'accumulation d'humidité au réchauffeur moyen
2. Syndrome Bi dû au vent-humidité
3. Syndrome Biao-extérieur causé par le vent, froid ou l'humidité
4. Varicelle, parotidite et scarlatine
5. Rachitisme infantile
6. Baisse de la vision crépusculaire (héméralopie) et sécheresse des yeux
7. Diabète

Posologie
6-10 g: décoction dans de l'eau et administration orale

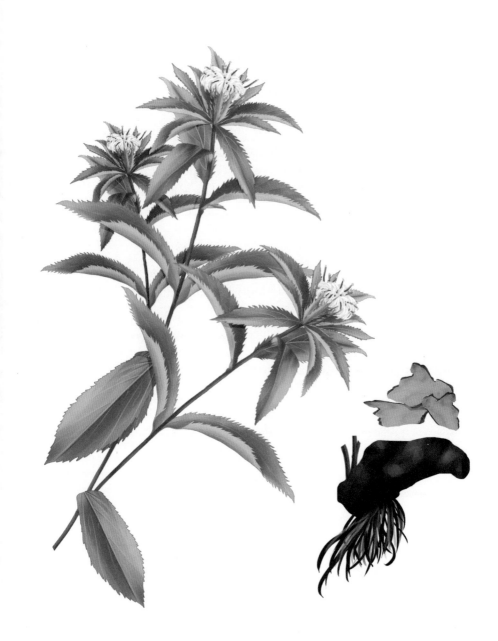

Dans un couvent situé sur la montagne *Mao* vivait une vieille nonne guérisseuse. Elle était très connue parce qu'elle connaissait une grande quantité d'herbes médicinales efficaces et chaque fois que les gens tombaient malades, que ce soit dans cette région ou bien au-delà, ils venaient chercher leurs remèdes auprès d'elle.

Cependant la vieille nonne ne sortait jamais ramasser les plantes elle-même: elle demandait toujours à une jeune novice de le faire. Bien que cette petite aille tous les jours recueillir les herbes médicinales partout dans la montagne, elle n'en connaissait pas les indications. La guérisseuse était avide ce qui faisait que lorsque quelqu'un la payait généreusement elle lui donnait les meilleurs produits, tandis que ceux qui la payaient moins étaient trompés par des plantes sauvages inefficaces. Ces astuces déplaisaient à la jeune nonne, mais elle n'y pouvait rien, car elle ne savait pas comment utiliser les plantes.

Un jour, un pauvre homme vint chercher un traitement pour son père auprès de la nonne et puisqu'il n'avait pas d'argent, la soignante le chassa sans lui poser la moindre question sur l'état du malade. La jeune novice s'en indigna et saisit une poignée d'herbes à fleurs blanches et lui courut après:

«Frère, tenez, essayez cette plante!» dit-elle.

Mais après son départ, la petite nonne s'est inquiétée parce qu'elle avait pris conscience qu'elle ne connaissait même pas la maladie à traiter ni les actions de la plante.

Ce qui fut surprenant, c'est qu'au bout de quelques jours, le jeune homme revint au couvent et il remercia la vieille nonne de tout son cœur.

«C'est grâce à l'aide de la jeune sœur que mon père a guéri de sa maladie paralysante traînant depuis tant d'années.» dit-il.
La nonne fut étonnée: elle n'avait aucune idée de l'action de cette plante contre cette maladie.
«Quelle plante as-tu volée? Dis-le-moi!» demanda-t-elle.

La jeune nonne ne savait pas du tout comment lui répondre. Plus tard, en examinant l'herbe de plus près, elle comprit que c'était la plante appelée *Cāng Zhú*, une plante que la vieille nonne ne lui avait jamais demandé de ramasser: probablement qu'elle en avait mis dans son panier par inattention avec d'autres herbes et que la considérant inutile, la vieille nonne l'avait jetée. Désormais, la petite savait que *Cāng Zhú* avait une action thérapeutique.

Peu de temps après, comme la jeune nonne ne supportait plus le comportement de la vieille, elle s'enfuit et rentra chez elle pour reprendre une vie laïque. Par la suite, elle gagna sa vie en ramassant le *Cāng Zhú*. En plus de son usage dans le traitement de la paralysie, elle découvrit d'autres indications de ce *Cāng Zhú*: vomissement, diarrhée et bien d'autres pathologies…

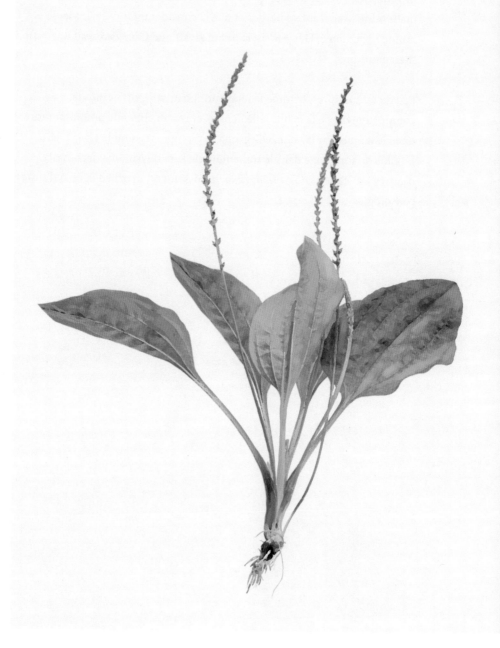

Chē Qián Zǐ 22

车前子

Nom

Nom français:
Graines de plantain asiatique
Nom pharmaceutique:
Semen Plantaginis

Nature et saveur

Froide et douce

Tropisme

Rein, Foie, Poumon
et Intestin Grêle

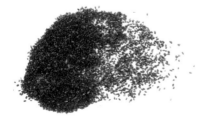

Actions

1. Favorise la diurèse et traite la strangurie
2. Élimine l'humidité et traite la diarrhée
3. Éclaircit la vision
4. Dissout les mucosités

Indications

1. Œdème et strangurie
2. Yeux rouges, vision trouble
3. Conjonctivite, cataracte
4. Toux due à Tan/mucosités-chaleur

Posologie

10-15 g: à envelopper dans un sachet de gaze et cuire dans de l'eau pour administration orale

Il y avait eu autrefois une sécheresse au cours d'un mois de juin: les champs étaient devenus stériles et aucune plante ne poussait plus. Pendant cette période, le général Ma Wu avait perdu une bataille et ses soldats et leurs chevaux se retirèrent en se dispersant dans une zone non peuplée. Ils n'y trouvèrent ni céréale ni eau. De nombreux militaires et leurs montures moururent de faim et de soif et par ailleurs, la plupart de survivants souffraient de troubles urinaires causés par l'humidité et par la chaleur: ils avaient le bas-ventre gonflé et des hématuries; leurs chevaux étaient également atteints par une pathologie semblable.

Le général Ma Wu avait un garçon d'écurie qui avait la charge de trois chevaux et d'un chariot: il restait tout le temps en contact avec les chevaux et dans ces conditions, lui et ces chevaux étaient également affectés par la maladie. Tout en s'inquiétant de ces faits, le garçon n'y pouvait rien.

Un jour, à sa grande surprise, il observa que les chevaux n'avaient plus leurs symptômes et retrouvaient leur forme. Pendant qu'il tournait autour des animaux en les examinant et en réfléchissant, il constata que les trois chevaux étaient en train de manger une herbe dont la forme ressemblait à des oreilles de cochon: c'était probablement le remède qui les avait guéris. Éclairé par cette découverte, il en ramassa beaucoup et s'en prépara une tisane.

À l'issue de plusieurs prises de cette décoction, ses urines étaient redevenues normales.

Le garçon courut pour en informer son général. En apprenant la nouvelle, Ma Wu fut ravi et demanda à tous les soldats de déterrer cette herbe pour en préparer des décoctions pour eux-mêmes et pour les chevaux: ils furent tous guéris en quelques jours.

«Où as-tu trouvé cette herbe en forme d'oreilles de cochon?»
«Elle pousse juste devant le chariot.» répondit le jeune homme.
«N'est-elle pas merveilleuse cette plante *Chē Qián Zĭ* (signifiant *herbe poussant devant le chariot*)?» rit le général.
Désormais, le nom *Chē Qián Zĭ* est d'usage courant.

茵陈蒿

Nom

Nom français:
Artémisia Scoparia
(Armoise à balais)
Nom pharmaceutique:
Herba Artémisiae Scopariae

Nature et saveur

Légèrement froide,
amère et piquante

Tropisme

Rate, Estomac,
Foie et Vésicule Biliaire

Actions

1. Élimine l'humidité
   et traite la jaunisse
2. Protège le Foie et régularise les
   fonctions de la Vésicule Biliaire
3. Traite l'hyperlipidémie,
   l'hypertension artérielle
   et améliore la circulation
   sanguine dans les artères
   coronaires
4. Antibactérien et antiviral
   contre la grippe
5. Détruit et expulse les parasites
   intestinaux
6. Favorise la diurèse, élimine la
   chaleur et possède une action
   anti-inflammatoire

Indications

1. Jaunisse des nouveau-nés,
   jaunisse Yang et jaunisse Yin
2. Lithiase biliaire et ascaridiose
3. Dermatose pyogène due à
   l'humidité

Posologie

9-30 g: décoction dans de l'eau
pour administration orale; dosage
approprié en usage externe

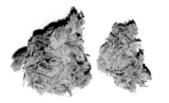

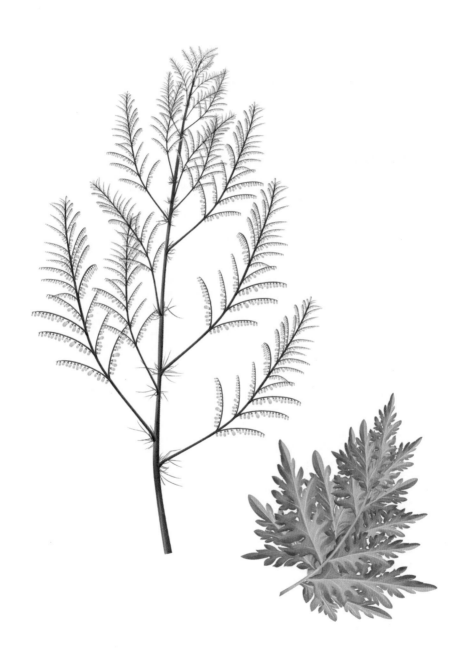

Il y avait autrefois un homme qui souffrait de jaunisse: il était très maigre, avait le visage jaune et les yeux enfoncés. Un jour, il alla voir le Dr Hua Tuo (médecin renommé de l'histoire de la Chine) en gémissant et s'appuyant sur une canne.

«Maître, protégez-moi!» supplia le malade.
En constatant l'état du patient, Hua Tuo fronça les sourcils et hocha la tête.
«Si aucun médecin n'a pu trouver de traitement efficace contre ce problème, je ne pourrai pas moi non plus.» dit Hua Tuo.

Voyant que même Hua Tuo n'y pouvait rien, le patient désespéré ne put que rentrer chez lui pour attendre la mort.

Six mois plus tard, le docteur rencontra cet homme de nouveau: non seulement il était vivant, mais il était devenu fort et rayonnant de santé. Hua Tuo en fut surpris.

«Qui vous a guéri?» demanda Hua Tuo, «J'aimerais bien apprendre auprès de lui.»
«La maladie s'est guérie toute seule.»
«Mais c'est impossible, vous avez certainement pris des médicaments.»
«Rien du tout!»
«C'est étrange.»
«Ah oui, puisqu'il n'y avait pas de récolte en raison du désastre climatique du printemps, j'ai mangé des herbes sauvages pendant quelques jours.»
«Tout s'explique: les plantes de la nature sont des remèdes. Vous avez pris ces herbes pendant combien de temps?»
«À peu près un mois.»
«Quelle sorte d'herbe?»
«Je ne sais pas exactement.»
«Montrez-les-moi!»
«D'accord.»

Ils grimpèrent sur une pente de la montagne et l'ancien malade pointa le doigt en direction d'une prairie.

«C'est là!» dit-il.

«N'est-ce pas la plante *Qīng Hāo*? Est-il possible qu'elle guérisse la maladie? Je dois en prendre pour essayer.» dit Hua Tuo.

Celui-ci commença à prescrire *Qīng Hāo* à ses patients atteints de jaunisse. Bien qu'il essayât de nombreuses fois, aucun malade ne fut guéri. Se demandant si le premier patient ne s'était pas trompé sur la plante, Hua Tuo retourna le voir.

«Avez-vous pris vraiment la plante *Qīng Hāo*?»

«Mais oui.»

«À quelle époque?»

«Oh, c'était en mars, quand l'Énergie Yang monte et que toutes les plantes poussent avec vigueur. Peut-être que *Qīng Hāo* n'est efficace que pendant ce mois-là.»

Au printemps suivant, Hua Tuo ramassa beaucoup de ce *Qīng Hāo* et demanda à ses patients atteints de jaunisse d'en consommer: cela fut immédiatement efficace pour tous, toutefois, une fois le printemps passé, la plante redevint inactive.

Afin de mieux connaître les propriétés thérapeutiques de *Qīng Hāo*, Hua Tuo fit un essai la troisième année: il essaya de soigner les malades avec des parties différentes de la plante et il découvrit aussi que seules les jeunes tiges et les feuilles pouvaient être utilisées comme médicament. Ainsi pour que les gens puissent facilement les différencier, Hua Tuo appela alors la jeune plante de *Qīng Hāo* du nom *Yīn Chén Hāo*.

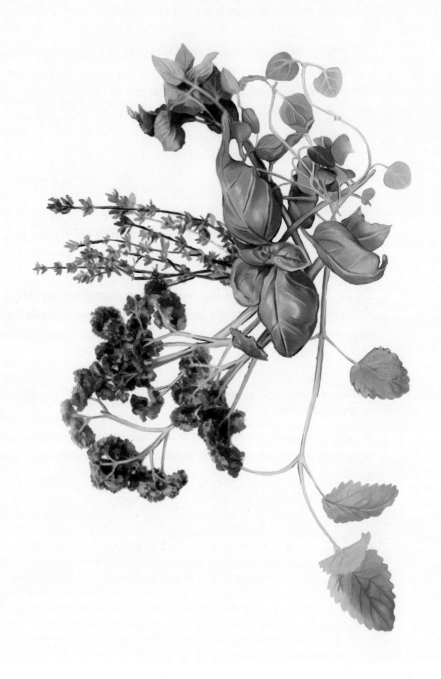

Jīn Qián Cǎo   24

金钱草

Nom

Nom français:
Lysimachia christinia
Nom pharmaceutique:
Herba Lysimachiae

Nature et saveur

Légèrement froide,
douce et salée

Tropisme

Foie, Vésicule Biliaire,
Rein et Vessie

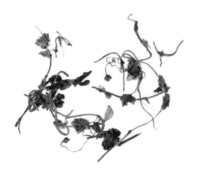

Actions

1. Draine l'humidité et traite la
   jaunisse
2. Favorise la diurèse et traite la
   strangurie
3. Élimine les toxines et fait
   désenfler

Indications

1. Jaunisse due à la chaleur-
   humidité
2. Strangurie due aux calculs
   urinaires
3. Abcès et furoncles avec
   enflure et morsure de serpent
   venimeux

Posologie

30-60 g: le dosage de l'herbe
fraîche doit être doublé par
rapport à celui de l'herbe
séchée; dosage approprié en
usage externe

Il y avait autrefois un jeune couple qui s'aimait et menait une vie heureuse. Mais ce bonheur ne dura pas longtemps. Un jour le mari fut saisi par une douleur sous les côtes: elle était lancinante comme si une aiguille lui piquait la peau. Le pauvre mourut peu de temps après. La femme pleura de toutes les larmes de son corps. Elle insista pour que le docteur trouve la cause du décès de son mari. À l'endroit de la douleur, le docteur, en pratiquant une dissection, finit par trouver une petite pierre dans sa vésicule biliaire.

En examinant cette chose dans sa main, la femme dit d'un air triste: «Une si petite pierre est capable de briser un couple si uni. Que de mal nous a-t-elle causé!»

Elle tissa un sachet avec des fils de couleur rouge et verte et y mit le petit calcul. Pendant de nombreuses années, elle porta à son cou, jour et nuit cette pochette contenant la pierre: elle ne l'enlevait jamais.

Une fois, en automne, elle alla sur la montagne pour y ramasser de l'herbe. Après en avoir arraché une bonne quantité, elle redescendit. À sa grande surprise, en rentrant dans la maison, elle découvrit que dans le sachet la moitié du calcul était dissoute. Tout étonnée, elle raconta à tout le monde ce qui s'était passé: plus tard, un médecin ayant appris la nouvelle vint même la voir.

«Parmi les herbes que vous avez ramassées, il y en a certainement une qui a la propriété de dissoudre ce genre de calcul. Allons la voir sur la montagne!» dit le médecin.

Le lendemain, elle emmena le docteur sur le versant de la montagne où elle avait trouvé cette herbe, mais à ce moment-là, toutes les herbes avaient déjà été cueillies. Voulant retourner au même endroit l'année suivante lorsque les herbes auraient repoussé, le docteur édifia une clôture avec de petites branches d'arbres disposées autour du terrain pour le retrouver facilement.

En automne de l'année suivante, le docteur grimpa sur la montagne avec la jeune femme. Ils récoltèrent toutes les herbes de la prairie et il lui demanda de les ramener à la maison. Mais cette fois-ci, la pierre ne se résorba pas du tout: au contraire, elle demeura aussi dure qu'avant. Cependant, le docteur ne se désespéra pas.

L'année suivante, il grimpa pendant l'automne sur la montagne avec la femme pour la troisième fois: ils ramassèrent toutes les herbes sur la pente et en firent le tri. Ensuite, ils mirent la pierre séparément en présence de chaque espèce afin d'en tester l'efficacité.

Finalement, ils trouvèrent l'herbe capable de dissoudre le calcul. «Magnifique! La lithiase biliaire peut maintenant être guérie!»

À la suite de cela, le docteur grimpa tous les ans sur la montagne pour ramasser cette herbe si remarquable traitant les patients atteints de calculs biliaires: l'efficacité de ce médicament était excellente.

Comme les feuilles de cette plante magique étaient rondes comme des pièces de monnaie, tout le monde disait que sa valeur était supérieure à celle de l'argent. Pour cette raison, le docteur la nomma *Jīn Qián Căo* signifiant « *l'herbe en forme de sapèque* » et plus tard, certaines personnes l'appelèrent *Huà Shí Dān* signifiant « *l'herbe pouvant dissoudre les pierres* ».

吴
茱
萸

Nom

Nom français:
Fruit de l'Evodia
Nom pharmaceutique:
Fructus Evodiae

Nature et saveur

Chaude, piquante,
amère et légèrement toxique

Tropisme

Foie, Estomac, Rate et Rein

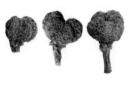
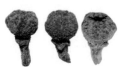

Actions

1. Disperse le froid et
   calme la douleur
2. Corrige le reflux du Qi et
   arrête le vomissement
3. Renforce le Yang et
   traite la diarrhée
4. Élimine l'humidité
5. Antibactérien
6. Abaisse la tension artérielle

Indications

1. Douleur due au froid
2. Vomissement dû au froid de
   l'Estomac
3. Diarrhée due au froid-vide de
   la Rate et du Rein
4. Stérilité due au froid de l'utérus

Posologie

1,5-4,5 g pour administration
orale et dosage approprié en
usage externe

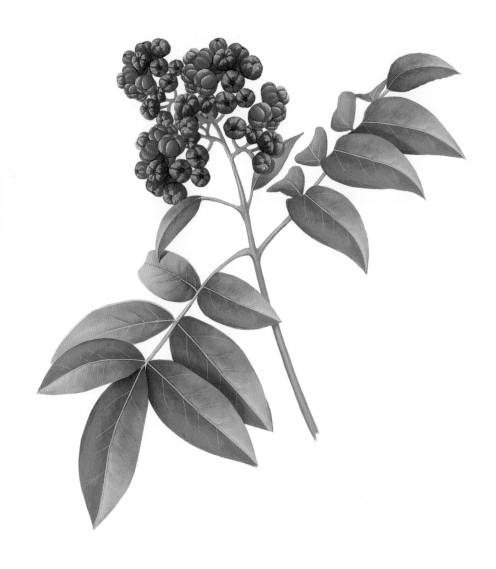

Il a été dit que durant la période des «Printemps et Automnes» (722-476 av. J.-C.), la plante *Wú Zhū Yú* était simplement nommée *Wú Yú*. Poussant dans le territoire du Royaume Wu, cette herbe servait d'analgésique.

À cette époque, le Wu était un petit État à côté du Chu, son État voisin auquel il devait payer des redevances. Une année, *Wú Yú* fut offert au royaume Chu en guise d'impôts. Mais en le voyant, le Roi du Chu se mit en colère: «Wu est un tout petit État, comment osent-ils appeler leur contribution par le nom de leur Royaume? Les gens du Wu nous méprisent en nommant la plante par leur nom! Ramenez-le, je n'en veux pas! » s'écria le Roi.

Tout surpris, le messager du Wu ne sut plus quoi faire. À ce moment-là, un officier de haut rang du Chu nommé Zhu vint parler au Roi.

« Cette plante nommée *Wú Yú* peut traiter le syndrome froid de l'estomac, la douleur de l'estomac, ainsi que les symptômes de vomissements et de diarrhées. Le Roi du Wu l'a choisie comme redevance à vous offrir probablement parce qu'il a entendu dire que vous aviez souffert de douleurs de l'estomac. Si vous le refusez, cela nuira aux relations entre nos deux pays.» dit l'officier Zhu.
« Quelle sottise!» s'écria le roi du Chu, « Je n'ai pas besoin de ce *Wú Yú* et notre pays non plus! »

Se sentant humilié et fâché, le messager du Wu se retira de la cour: l'officier Zhu courut cependant derrière lui.

« Calmez-vous, s'il vous plaît! Laissez-moi le *Wú Yú*, notre royaume en aura certainement besoin tôt ou tard.»

Alors le messager donna le *Wú Yú* à M. Zhu. Le ramenant chez lui, celui-ci le planta dans son jardin et demanda à ses proches de s'en occuper. Quand le roi du Wu apprit cette insolence du roi du Chu, il interrompit les relations diplomatiques avec le royaume Chu. Quelques années plus tard, *Wú Yú* poussait de façon luxuriante dans le jardin du M. Zhu et couvrait un grand terrain. Sachant que ses fruits immatures servaient de remède, il demanda à des gens de les cueillir et de les faire sécher afin d'en conserver une grande quantité. Un jour, le roi du Chu fut atteint d'une rechute de sa maladie: il souffrait d'une douleur gastrique atroce et transpirait énormément. Tout en s'inquiétant de sa santé, aucun de ses officiers ne put l'aider, sauf M. Zhu. Celui-ci prépara immédiatement une décoction de *Wú Yú* et l'apporta au Roi. Au bout de plusieurs prises, sa douleur de l'estomac s'adoucit et quelques prises plus tard, le problème était complètement guéri.

«Quel type de remède m'avez-vous donné?» demanda le roi.
«C'est la plante *Wú Yú* que l'État Wu vous avait offerte à titre de redevance.» dit M. Zhu.

À ce moment-là, le roi du Chu regretta d'avoir offensé le royaume Wu: il envoya des messagers pour rétablir de bonnes relations ; en même temps, il demanda de planter *Wú Yú* en grande quantité.

Un automne, une maladie fébrile saisonnière se répandit au royaume Chu: ils furent très nombreux à souffrir de vomissements et de diarrhées et certains en moururent.

Le roi du Chu demanda au M. Zhu de préparer un remède pour soigner les malades: celui-ci le fit avec *Wú Yú*, ce qui sauva de nombreuses personnes. Afin d'immortaliser la contribution du M. Zhu, le roi du Chu demanda d'insérer son nom à celui de la plante *Wú Yú* qui devint désormais *Wú Zhū Yú*.

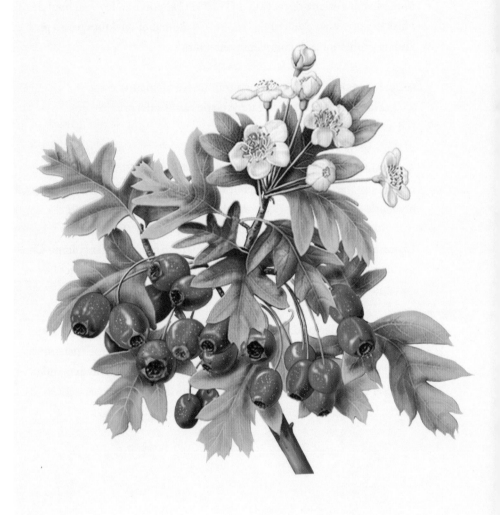

Shān Zhā 26

山楂

Nom

Nom français:
Cenelle - fruit d'Aubépine
Nom pharmaceutique:
Fructus Crataegi

Nature et saveur

Légèrement tiède,
acide et douce

Tropisme

Rate, Estomac et Foie

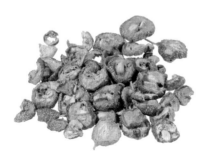

Actions

1. Favorise la digestion et élimine les accumulations d'aliments
2. Fait circuler le Qi et dissipe la stase de sang
3. Traite la diarrhée et la dysenterie
4. Dilate les vaisseaux sanguins et abaisse la tension artérielle

Indications

1. Indigestion et accumulation alimentaire
2. Douleur abdominale avec diarrhée
3. Douleur et gonflement herniaires
4. Dysménorrhée

Posologie

10-15 g: décoction dans de l'eau et administration orale; dosage maximum: jusqu'à 30 g

Sur la pente d'une montagne vivait une famille qui y possédait un terrain. Il y avait deux fils dans cette famille. La mère de l'aîné étant décédée, le cadet était de la deuxième femme. La belle-mère considérait le fils aîné comme une épine dans sa chair: elle voulait le tuer afin que son propre fils hérite de tout le bien de la famille. Mais comment? Elle ne pouvait quand même pas le supprimer avec un poignard, ni le pousser dans une rivière.

Obsédé par cette idée, un projet cruel émergea dans son esprit: il fallait rendre le garçon malade et le faire mourir de maladie.

Un jour, le père du garçon s'absenta pour ses affaires: en quittant la maison, il demanda à ses deux fils d'obéir à leur mère.

«Il y a tellement de travaux domestiques à la maison que tu dois travailler.» dit la mère à l'aîné aussitôt que son mari fut parti.
«Que voulez-vous que je fasse?» lui demanda le garçon.
«Puisque tu es tout jeune, tu peux aller surveiller les champs. Je vais te préparer de quoi manger.»

Le garçon restait ainsi dehors tous les jours, même par des temps pluvieux et venteux pour observer les céréales. La belle-mère cruelle fit en sorte que les repas du garçon soient insuffisamment cuits: tout jeune qu'il était, comment, en plus de l'exposition à de si rudes conditions, pouvait-il digérer ce genre de repas? Peu de temps après, le pauvre garçon fut atteint par un problème digestif qui lui causa des douleurs à l'estomac et un ballonnement abdominal: il en devint tout maigre.

«Maman, depuis des jours, j'ai mal au ventre après chaque repas que tu m'as cuisiné.» dit le garçon.
«Ah bon! Tu fais si peu de travail et pourtant tu te plains des repas. Il n'y a rien d'autre à te donner à manger!»

Sans oser discuter, il se mit à sangloter dans les champs sur la montagne, où poussaient beaucoup de *Shān Zhā* (petits fruits appelés cenelles ou aubépines). Dégoûté par ces repas peu cuits, il prit ces fruits sauvages à la place. Les trouvant efficaces contre la faim et la soif, il en mangea tous les jours, ce qui lui arrêta, non seulement le ballonnement du ventre, mais aussi la douleur de l'estomac. Par ailleurs, il digérait bien tout ce qu'il absorbait. La belle-mère en fut étonnée.

«Mais pourquoi ce petit gars est aussi résistant? Au lieu de mourir, il gagne du poids? Est-il protégé par un dieu?» se demanda-t-elle.

Alors, elle abandonna son projet et n'osa plus penser à tuer le garçon.

Peu après, le père retourna à la maison. Le garçon lui raconta l'histoire de *Shān Zhā*. Étant très habile en affaires, le père se mit à en faire des remèdes pour les vendre aux malades. Au fil du temps, *Shān Zhā* s'avéra efficace pour renforcer les fonctions de la Rate; de plus, il possédait l'action de stimuler l'estomac et la digestion et d'arrêter le ballonnement abdominal.

Nom
Nom français:
Racine de pseudo-ginseng/
notoginseng
Nom pharmaceutique:
Radix et Rhizoma Notoginseng

Nature et saveur
Tiède, douce et légèrement amère

Tropisme
Foie et Estomac

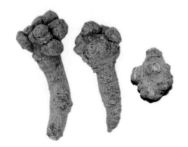

Actions
1. Disperse la stase de sang et arrête les saignements
2. Active la circulation sanguine et calme la douleur
3. Traite la fatigue et l'insomnie

Indications
1. Tous les types d'hémorragies, surtout quand elles sont en rapport avec la chaleur de sang ou la stase de sang
2. Lésions traumatiques, enflure et douleur causées par la stagnation de sang
3. Cardiopathie coronarienne et hépatite cardiaque

Posologie
10-15 g: décoction dans de l'eau pour l'administration orale ou 1-3 g broyé en poudre pour l'usage externe

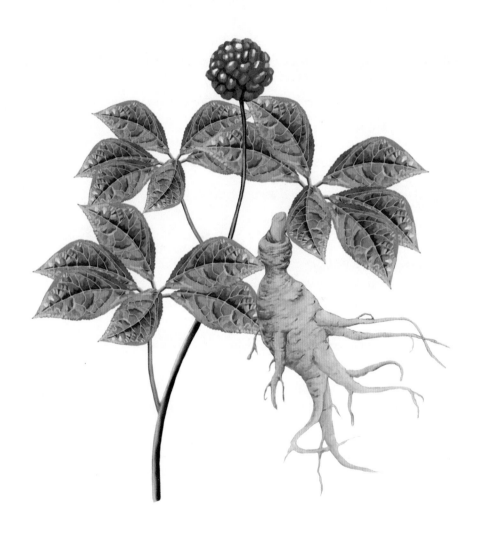

Il y avait autrefois deux jeunes hommes qui étaient frères de sang. Ayant juré par le ciel qu'ils partageraient les joies et les peines de la vie, ils se rencontraient fréquemment et si l'un des deux apprenait que l'autre avait des difficultés, il accourrait tout de suite pour lui donner un coup de main.

Un jour, le plus jeune frère tomba soudainement malade: il eut un saignement dans la bouche, au nez et même dans les urines et les selles et en moins de deux jours, il devint blême. En apprenant cette nouvelle, le frère aîné déterra immédiatement une plante médicinale de son jardin, en fit une décoction et l'apporta à son frère. Après l'avoir prise plusieurs fois, le malade guérit et en fut très reconnaissant envers son frère.

«Frère, quel est cet élixir merveilleux que m'as-tu donné pour me sauver?» demanda le frère aîné.
«Une plante médicinale particulièrement efficace pour arrêter le saignement. C'est une recette secrète de la famille transmise de génération en génération.»
«Peux-tu me la montrer?»
«Certainement!»

Peu de temps après, quand le jeune frère alla chez le frère aîné, celui-ci l'amena dans un jardin situé dans sa cour arrière: une herbe à fleurs légèrement jaunes y poussait.

«Voilà la plante qui peut arrêter le saignement.» dit le frère aîné.
«A-t-elle d'autres actions thérapeutiques?»
«Elle accélère la circulation sanguine, dissout la stase de sang, diminue les enflures, calme la douleur et traite les dommages des piqûres; elle est particulièrement efficace dans le traitement du traumatisme, de la métrorragie et du saignement continuel utérin. »
«Oh, c'est vraiment une plante merveilleuse!» Le jeune frère souhaitait tellement en avoir qu'il mentit: « Frère, j'ai entendu dire que ceux qui ont été atteints d'une maladie de sang rechuteront dans les trois ans! Peux-tu m'en donner encore?»
«Bien sûr! Tu pourras déterrer une jeune plante et la transplanter dans ton

jardin. Assure-toi de ne le dire à personne, sinon cette plante te sera volée, c'est vraiment une herbe magnifique!»
«D'accord!»

C'est ainsi que le jeune frère ramena chez lui une jeune plante qu'il mit en terre dans son jardin. Il en prit soin: il l'arrosait et y mit de l'engrais.
Au bout d'un an, l'herbe poussait de façon luxuriante.

Non loin de chez le jeune frère vivait un riche propriétaire, dont le fils fut atteint par la même maladie qu'il avait eue. Puisqu'aucun remède ne pouvait arrêter le saignement, le malade allait en mourir, le père en était angoissé: «Si quelqu'un peut guérir mon fils, je le récompenserai avec beaucoup d'argent et de riz.»

En apprenant cette promesse, le jeune frère déterra la plante de son jardin et l'apporta à ce riche propriétaire. Malheureusement, cela ne fut pas efficace bien que le malade en prit plusieurs doses et le fils du propriétaire finit par mourir de ce saignement excessif.

Aussitôt que l'homme riche découvrit que son fils était mort après avoir pris le remède du jeune frère, il l'empoigna:

«Vous m'aviez dit que vous pourriez guérir mon fils, mais en réalité vous aviez l'intention de prendre mon argent. Référons-en au jugement du magistrat de notre région!»
Quand le magistrat entendit la plainte, il interrogea le jeune frère.
«Auprès de qui avez-vous eu connaissance de cette plante médicinale? Qu'avez-vous utilisé dans la décoction?» demanda le juge.

Le jeune frère, effrayé, dit la vérité et son frère fut appelé.

«Quelle herbe avez-vous donnée à votre jeune frère?» demanda le magistrat du département.
«Une plante médicinale secrète qui est plantée dans notre jardin depuis des générations.»

«Frère, c'est purement une tromperie! Quel malheur que vous m'avez causé, cela va me coûter la vie!» déplora le jeune frère.

«Comment puis-je te tromper!» dit le frère aîné.

«Mais pourquoi n'a-t-elle pas pu arrêter le saignement?»

«L'herbe poussait seulement depuis un an chez toi et elle n'a pas encore développé son pouvoir thérapeutique.»

«Combien d'années faut-il pour qu'elle soit efficace?» demanda le magistrat.

«C'est au bout de 3 ou 7 ans que l'effet thérapeutique est le plus fort.»
À ce moment, le jeune frère se rendit compte de son erreur et regretta d'avoir été trop attiré par l'argent.

Pour marquer que son efficacité anti-hémorragique était maximale au bout de 3 ou 7 ans de plantation, la plante prit désormais son nom *Sān Qī* qui signifie « *trois et sept* ».

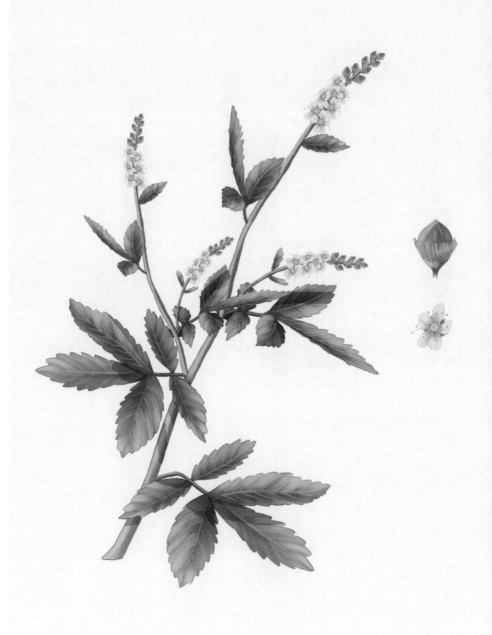

仙
鶴
草

Nom

Nom français:

Aigremoine

Nom pharmaceutique:

Herba Agrimoniae

Nature et saveur

Neutre, amère et astringente

Tropisme

Poumon, Cœur et Foie

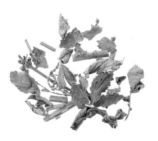

Actions

1. Arrête les hémorragies
2. Disperse les accumulations d'aliments et traite les diarrhées
3. Traite la malaria
4. Renforce le Qi
5. Détruit les parasites

Indications

1. Hémorragies (hématémèse, hémoptysie, épistaxis…)
2. Diarrhée et dysenterie
3. Asthénie ou surmenage
4. Vaginite trichomonale
5. Malaria

Posologie

3-10 g: décoction dans de l'eau et administration orale

Un été, deux jeunes hommes marchaient sur un chemin en direction de la capitale pour y participer à un concours. Ayant peur d'arriver en retard et de manquer l'examen, ils n'osaient pas se reposer en cours de route bien que le trajet soit très fatigant.

Un jour, ils arrivèrent dans une zone sablonneuse et dépeuplée: aucun village, aucun hôtel n'y existait, ils ne trouvèrent aucun endroit pour s'arrêter malgré la soif et la faim. Soudain, probablement à cause de la fatigue et la chaleur, du sang coula du nez de l'un d'entre eux: s'en inquiétant, son ami déchira des pages de leurs vieux livres et en fit de petits tampons afin de boucher les narines de son camarade. Ceci étant fait, le sang coulait encore cependant par sa bouche.

«Que faire maintenant?» demanda le compagnon.
«Ce serait bien si je pouvais avoir de l'eau.» dit l'homme malade. «Je crois même que si tu me mettais une pierre humide dans la bouche, je me sentirais mieux.»
«Regarde autour de nous, il n'y a rien que du sable jaune.»

Juste à ce moment-là, une grue du Japon appelé en chinois *Xiān Hè* vola au-dessus de leurs têtes. L'homme souffrant de saignements déploya ses bras par admiration.

«Attendez! Prêtez-moi vos ailes et laissez-moi quitter ce terrain en volant comme vous!» s'écria-t-il.

Effrayé, l'oiseau ouvrit son bec et une herbe en tomba.
Son ami ramassa ce morceau d'herbe avec un sourire.

«Il ne t'a pas prêté ses ailes, par contre il a lâché cette herbe comme pour humidifier ta gorge.» dit son ami.

Alors, l'homme malade mit tout de suite l'herbe dans sa bouche et la mastiqua. À leur grand étonnement, le saignement s'arrêta au bout d'un moment: les deux amis en furent ravis.

«Ah, l'oiseau immortel-*Xiān Hè* nous a apporté de l'herbe magique- *Xiān Cǎo*!» se dirent-ils.

Finalement, ils réussirent à arriver à leur concours dans les délais prévus. Quelques années plus tard, ils étaient devenus fonctionnaires d'État et un jour alors qu'ils étaient ensemble et qu'ils se rappelaient leur aventure sur la zone sablonneuse, ils voulurent retrouver cette herbe pouvant arrêter le saignement. Ils s'informèrent auprès de plusieurs docteurs, mais aucun d'eux ne la connaissait. Alors en imaginant l'herbe dans leur mémoire, ils en firent un dessin et demandèrent aux gens de la chercher. Au bout de plusieurs années de recherches, l'herbe fut enfin retrouvée: c'était une plante médicinale ayant les feuilles ressemblant à des plumes et dont les fleurs s'épanouissaient en automne et cette herbe possédait vraiment l'action d'arrêter l'hémorragie. Pour rappeler l'oiseau qui l'avait apportée, on appela cette plante *Xiān Hè Cǎo* signifiant *herbe apportée par la grue du Japon*.

益母草

Nom
Nom français:
Leonurus japonicus-Agripaume
du Japon
Nom pharmaceutique:
Herba Leonuri

Nature et saveur
Légèrement froide,
piquante et amère

Tropisme
Cœur, Foie et Vessie

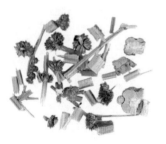

Actions
1. Active le sang et régularise la
   menstruation
2. Favorise la diurèse et fait
   désenfler
3. Disperse la chaleur toxique
4. Expulse le vent et calme les
   démangeaisons
5. Stimule les contractions utérines

Indications
1. Aménorrhée, dysménorrhée,
   menstruations bloquées,
   douleur abdominale post-
   partum due à la stagnation
   des lochies
2. Œdème et miction difficile
3. Abcès et furoncle avec enflure
   due aux toxines, urticaire
4. Angine de poitrine,
   cardiopathie coronarienne
5. Lésions traumatiques

Posologie
10-30 g: décoction dans de l'eau
et administration orale

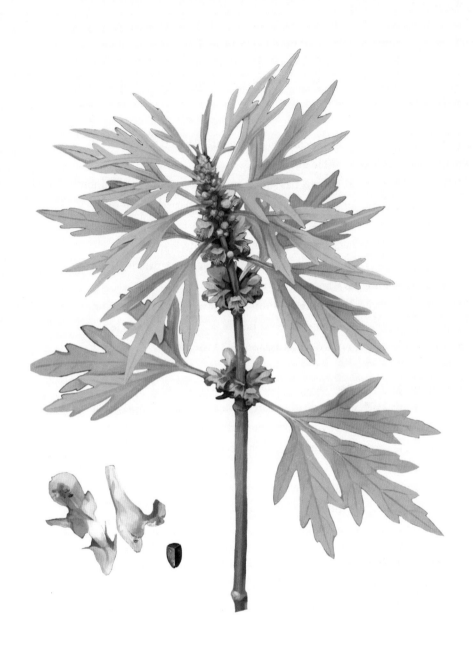

Il y avait autrefois une famille composée de deux personnes: la mère et son fils. Après son accouchement, la mère se mit à souffrir d'une stase sanguine post-partum et de douleurs à l'estomac. Bien que son fils soit grand et qu'il ait déjà 10 ans, elle était toujours gênée par cette maladie. Le garçon avait perdu son père quand il était tout petit et grandissait donc avec sa mère à laquelle il était très attaché. Elle faisait des efforts pour travailler et filer manuellement le coton en dépit de sa faiblesse physique. La voyant devenir pâle et amaigrie, il s'en inquiétait.

«Maman, ne te force pas de travailler si durement! Je vais trouver un docteur pour te soigner.» dit le fils.

«Mon petit nigaud, nous n'avons pas suffisamment pour manger, comment pourrions-nous dépenser de l'argent pour consulter un médecin?» dit la mère.

«Alors, j'irai à la pharmacie t'acheter des médicaments.»

«Ne le fais pas! Tu grandis vite, peu importe combien de temps je survivrai: ne dépense pas d'argent pour moi!»

«Maman, je suis triste d'entendre ces mots. Tu travailles durement pour m'élever et je dois t'aider à mener une vie heureuse jusqu'à la fin de tes jours. Quoi qu'il arrive, nous devons essayer de te soigner.»

Le garçon alla voir un pharmacien et lui raconta la situation de sa mère. Celui-ci lui donna deux doses de phytothérapie. Après les avoir prises, la maladie passa et il n'y eut pas de rechute pendant les 10 jours suivants. Tout content, le garçon retourna chez le pharmacien.

«Pouvez-vous guérir la maladie de ma mère?» demanda-t-il.

«Mais certainement!» répondit le pharmacien en souriant.

«Combien je vous devrai pour ça?»

«500 *Jin* (équivalent à 250 kg) de riz et 10 *Liang* (équivalent 312,5 g) d'argent.»

«Oh!» Le garçon fut effrayé en entendant ces chiffres: où pourrait-il trouver autant de riz et d'argent? Mais s'il ne payait pas, le pharmacien ne lui donnerait pas le remède. Comment faire? Tout d'un coup, l'enfant eut une idée: «Ce sera facile de trouver l'argent et le riz. Mais d'abord je dois savoir si vous pouvez vraiment guérir la maladie de ma mère. Si elle guérit complètement, je vous assure que je vous donnerai l'argent et le riz que vous me demandez.»

«D'accord! Mais vous devez tenir votre promesse,» dit le pharmacien. Il croyait qu'il avait fait une bonne affaire, parce que le garçon ne marchanda pas du tout quand il lui avait demandé autant de céréales et d'argent.

«Quand est-ce que vous allez ramasser l'herbe médicinale pour moi?» demanda le garçon.

«Occupez-vous de vos affaires! Vous pourrez venir la chercher demain matin.»

Quand le pharmacien retourna chez lui, le garçon le suivit silencieusement et se cacha dans un grand arbre en face de sa porte. Cette nuit-là, alors que tout le monde dormait, le garçon resta dehors avec les yeux grands ouverts.

Au petit matin, il entendit la porte s'ouvrir: il s'aperçut qu'une silhouette se dirigeait vers le nord. Le garçon descendit rapidement de l'arbre et lui courut derrière. Le pharmacien, très rusé, avait peur qu'on le suive et il regardait derrière lui chaque fois qu'il avançait de quelques pas. Cependant, de son côté le garçon était intelligent: il suivait le pharmacien en gardant de la distance entre eux et devina qu'il allait aux champs de taro quelques kilomètres plus loin. Alors, il courut très vite pour y arriver en prenant un autre chemin et là, il l'y attendit.

Le pharmacien s'approcha de plus en plus: enfin, il s'arrêta aux champs de taro et regarda autour de lui. Ne voyant personne, il s'agenouilla et se mit à déterrer la plante de phytothérapie. En réalité, le garçon se cachait derrière un arbre et l'observait de près. Craignant que quelqu'un d'autre reconnaisse la plante, le pharmacien arracha les fleurs et les feuilles de cette herbe qu'il avait ramassée et les jeta dans la rivière, puis il retourna au village avec seulement les tiges de la plante.

Le garçon attendit que le pharmacien s'éloignât et courut jusqu'aux champs: il trouva de nombreuses variétés de plantes poussant sur ce terrain. Même s'il repéra les trous où les herbes avaient été arrachées, il avait du mal à identifier celle qu'il recherchait. En se rappelant que le pharmacien avait jeté quelque chose dans la rivière, il s'y jeta tout de suite et trouva des fleurs et des feuilles. Ensuite, il retourna aux champs de taro afin de comparer ces feuilles et ces fleurs aux plantes du terrain. Enfin, il reconnut cette plante rose portant des fleurs blanches et des feuilles en forme de main: il en ramassa un peu et rentra chez lui.

«Où es-tu allé cette nuit?» demanda sa mère.
«Je suis allé chercher le remède pour toi.» répondit le fils.

Alors qu'ils parlaient toujours, le pharmacien arriva en leur apportant deux doses de plantes.

«Une dose pour aujourd'hui et l'autre pour demain. Je vais en trouver plus pour vous.» dit l'homme.

En ouvrant le paquet de papier, le garçon constata que la plante avait été pulvérisée et qu'il ne reconnaissait plus sa forme originale. Il la sentit et constata que l'odeur de sa plante et de la poudre apportée par le pharmacien était la même. Alors il mit le remède du pharmacien de côté et prépara une décoction avec la plante qu'il avait ramenée et sa mère but cette tisane.

Au bout de deux jours, elle allait mieux.
Le troisième jour, quand le pharmacien vint livrer le remède, ils lui dirent qu'ils n'en voulaient plus.

«Je suis désolé, j'avais compté pour une demi-journée. Nous ne pourrons pas vous payer autant que ce que vous avez demandé la dernière fois. Ce médicament est trop cher pour ma mère. Voilà les frais pour les deux premières doses et nous n'en voulons plus d'autres.» dit le garçon.
«Si votre mère ne prend plus mon remède, sa maladie s'aggravera et elle en mourra avant la fête du mi-automne.» dit l'homme.

«Vous voulez dire que si nous avons de l'argent, elle sera guérie; sinon, elle n'a rien à faire qu'attendre la mort! Nous n'avons pas d'argent. Nous sommes si pauvres que nous ne pourrons qu'attendre la mort!» répondit le garçon.

Sans mot dire, le pharmacien s'en retourna avec les deux paquets de préparation médicamenteuse.

Le fils retourna tous les jours aux champs de taro pour ramasser la plante et il en prépara des décoctions pour sa mère. Petit à petit, sa maladie guérit et elle reprit les travaux aux champs.

Sachant reconnaître la plante, le fils en ignorait cependant le nom. Afin d'en mémoriser les bienfaits, il l'appela alors *Yì Mǔ Cǎo*: *herbe bénéfique pour la mère*.

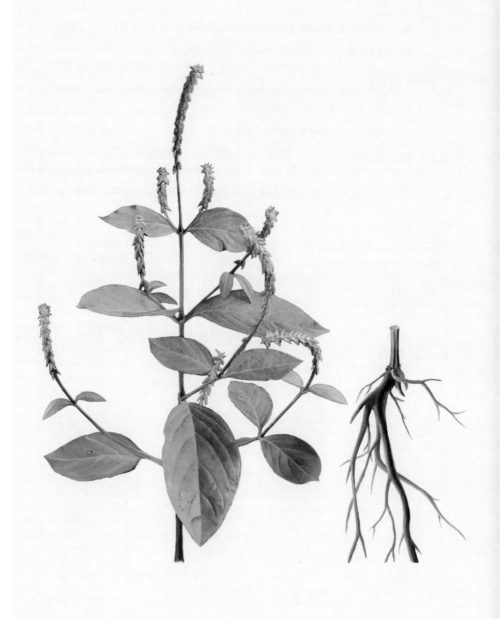

Nom

Nom français:
Racine d'achyranthe
Nom pharmaceutique:
Radix Achyranthis Bidentatae

Nature et saveur

Douce, amère, sucrée et acide

Tropisme

Foie et Rein

Actions

1. Active le sang et favorise les menstruations
2. Tonifie le Foie et le Rein, renforce les os et les tendons

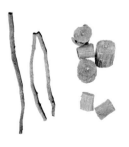

3. Favorise la diurèse et traite la strangurie
4. Traite la toux
5. Abaisse la glycémie
6. Abaisse le cholestérol
7. Stimule la contraction utérine et la dilatation cervicale

Indications

1. Troubles menstruels, syndromes dus à la stagnation de sang: aménorrhée, dysménorrhée, menstruations bloquées, douleur abdominale post-partum
2. Courbature lombaire et faiblesse des jambes dues au vide du Foie et du Rein et douleur articulaire chronique
3. Strangurie, œdème et douleur urétrale
4. Céphalée, vertige, maux de dents, aphte, hémoptysie et épistaxis

Posologie

6-15 g: décoction dans de l'eau et administration orale

Dans la province du Henan vivait un docteur qui allait dans la province d'Anhui pour y vendre des remèdes et y pratiquer la médecine. Avec le temps, il s'y installa. Ce docteur qui était célibataire avait enrôlé quelques élèves. Il connaissait particulièrement un produit de la pharmacopée qui pouvait renforcer les os et les muscles, tonifier le foie et le rein après avoir subi une préparation de torréfaction; ce produit avait aussi guéri de nombreux malades atteints de jaunisse. Il voulait bien transmettre cette « formule familiale » à un de ses élèves, mais ils semblaient tous qualifiés et il avait du mal à choisir le meilleur. Puisqu'il souhaitait communiquer cette recette à un disciple possédant des qualités humaines, il devait les tester.

«Maintenant que je suis âgé et fatigué, je ne peux plus aller ramasser les plantes et vendre les remèdes. Vous avez tous appris avec moi l'art de soigner. Allez gagner votre vie et vous serez indépendants!» dit le docteur à ses élèves.

Le premier élève réfléchissait: comme son maître avait vendu des remèdes toute sa vie, il devait avoir pas mal d'économies dont il pourrait hériter s'il vivait avec lui.

«Je ne veux pas vous quitter, vous m'avez transmis votre savoir: je dois vous servir.» dit-il. Les autres élèves partageaient son opinion.

Alors le maître alla vivre avec ce premier élève: au début, il prit soin de son maître et celui-ci en fut satisfait. Un jour, alors que son maître était parti, il ouvrit ses affaires et les fouilla: il n'y trouva rien, à part des plantes qu'il n'avait pas encore vendues. Dès lors, il ne s'occupa plus de son maître. Quand celui-ci eut compris sa personnalité, il le quitta pour aller vivre avec un deuxième élève, qui se révélait être exactement le même que le premier.

Alors, il alla vers un troisième élève qui n'était pas meilleur que ses deux camarades. Comme le maître ne pouvait plus vivre dans ces conditions, il prit ses bagages et se mit à pleurer à côté dans la rue.

Quand l'élève le plus jeune apprit l'histoire de son maître avec ses camarades, il lui dit:

«Venez vivre avec moi!»
«Je n'ai plus d'argent, comment pourrais-je manger chez toi sans payer mes repas?»
«Les maîtres et leurs élèves sont comme pères et fils. Les élèves ne doivent-ils pas servir leurs professeurs?»

Trouvant que son élève avait dit ces mots en toute sincérité, il alla vivre avec lui. Peu de temps après, le professeur tomba malade: l'élève resta à ses côtés, prenant soin de lui comme si c'était son père. En voyant cela, le maître en fut heureux. Un jour, il appela son élève et ouvrit un petit sachet de coton qu'il portait dans son sous-vêtement.

«Ce produit de la pharmacopée est un trésor. Après avoir subi une torréfaction sur une poêle, il peut fortifier les os et les muscles, tonifier le foie et le rein. Quand un malade le prend, sa maladie pourra être guérie. Maintenant, je te le donne.»

Peu de temps après, le maître mourut et cet élève l'enterra. Plus tard, il gagna sa vie en vendant la formule familiale de son maître et devint un médecin compétent.

Cette plante avait une forme particulière: ses bords ressemblaient à des genoux de bœuf, c'est pourquoi le jeune élève l'appelait *Niú Xī* signifiant en chinois « *genoux de bœuf* ».

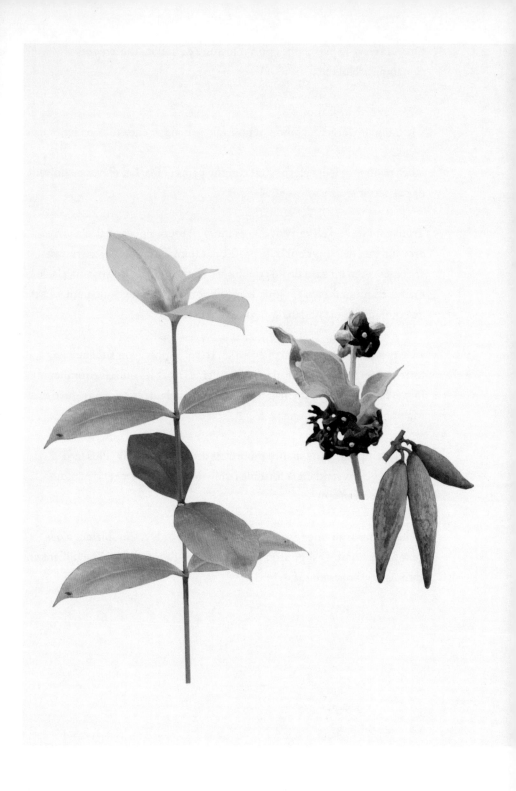

Bái Qián　31　白前

Nom

Nom français:
Racine de Cynanchum
stauntonii
Nom pharmaceutique:
*Rhizoma et Radix
Cynanchi Stauntonii*

Nature et saveur

Légèrement tiède,
piquante et amère

Tropisme

Poumon

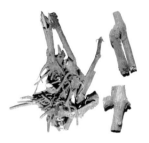

Actions

1. Fait descendre le Qi et élimine
   le Tan/mucosités
2. Humidifie le Poumon, traite la
   toux et l'asthme

Indications

1. Toux, asthme et phlegme
   abondant
2. Toux due au vent-froid
   externe

Posologie

3-10 g: décoction dans de l'eau
et administration orale

Quand Hua Tuo (célèbre médecin chinois) pratiquait la médecine dans la province du Henan, il arriva un jour de fortes pluies dans le village de *Baijia*: il y descendit dans une auberge gérée par un homme qui s'appelait *Bai*. À minuit, Hua Tuo fut réveillé par une quinte de toux et les pleurs d'un enfant: il se leva immédiatement et réveilla le patron.

«Quel est cet enfant qui pleure si fort?» demanda Hua Tuo.
«Il habite derrière notre auberge.» répondit le patron.
«Mon dieu, il est gravement malade: je crains qu'il ne survive pas plus tard que demain.»
Le patron répliqua: «Comment peux-tu dire ça?»
«Je suis docteur: j'estime que le bruit de sa toux est anormal.»
Le patron changea d'attitude et s'inclina en priant:
«Si vous pouviez soigner ce pauvre enfant: il souffre depuis des jours et son état est pitoyable.»

Le patron amena Hua Tuo dans une maison située derrière l'auberge et frappa à sa porte: un jeune couple ouvrit et fit entrer le docteur dans leur maison. Celui-ci examina le visage du petit malade, écouta sa toux et palpa son pouls.

«Nous avons besoin d'une plante particulière pour sauver votre enfant.» conclut Hua Tuo.
«Nous ne voulons pas vous déranger en vous obligeant de la chercher par ce temps si pluvieux?»
«Pas de discussion: maintenant! Le principal est de sauver l'enfant. Dépêchez-vous!»

Il pleuvait de plus en plus fort et il était difficile d'avancer sur le terrain glissant. En tenant une lanterne à la main, le père de l'enfant marchait en avant, tandis que Hua Tuo regardait tout autour pour chercher la plante. Enfin, il la trouva sur la rive d'une petite rivière devant l'auberge. Il l'a déterra immédiatement, en découpa la racine et demanda aux parents d'en faire une décoction; de plus, il leur donna aussi les feuilles.

«Demain, vous pourrez en déterrer d'autres et avec plusieurs autres doses, votre enfant sera complètement guéri. C'est une plante efficace contre la toux et les crachats.» dit Hua Tuo.

«Nous vous remercions! Reposez-vous un moment, vous vous êtes beaucoup épuisé à cette heure tardive.» dit le jeune couple.

Le lendemain, les parents arrivèrent à l'auberge pour remercier le docteur avec des cadeaux: Hua Tuo n'était déjà plus là.

«Le docteur est parti avant le lever du soleil.» dit le patron.

«Nous n'avons pas pu le remercier; nous ne lui avons même pas demandé son nom.»

«Vous ne le connaissez pas? C'est bien le Dr Hua Tuo!»

«Oh, voilà pourquoi il est si compétent et si efficace; en plus il est tellement bienveillant... C'est un dieu vivant!»

Après cela, le père de l'enfant malade déterra encore d'autres racines de la plante qu'il mélangea avec les feuilles laissées par Hua Tuo et il en fit une décoction pour son fils et très vite, l'enfant guérit complètement.

Depuis ce jour-là, tous les gens du village *Baijia* avaient appris que cette plante dont ils ignoraient le nom médical était efficace contre la toux. Plus tard, elle prit le nom *Bái Qián* (signifiant *plante trouvée devant la famille Bai*) justement parce qu'elle avait été découverte devant la porte de la famille *Bai*.

瓜蔞

32

Nom
Nom français:
Fruit de Trichosanthes
kirilowii
Nom pharmaceutique:
Fructus Trichosanthis

Nature et saveur
Froide,
douce et légèrement amère

Tropisme
Poumon,
Estomac et Gros Intestin

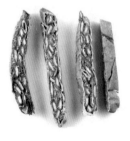

Actions
1. Élimine la chaleur et le Tan/
   mucosités
2. Dégage le thorax et dissipe la
   stagnation
3. Humidifie les intestins et
   traite la constipation

Indications
1. Toux et asthme dus au Tan/
   mucosités-chaleur
2. Sensations d'oppression et de
   plénitude au thorax
3. Abcès pulmonaire, intestinal
   ou abcès du sein
4. Constipation due à la
   sécheresse intestinale

Posologie
6-12 g: *Guā Lou Pí* (peau) *et*
9-15 g *Guā Lou Zǐ* (graine)
décoction dans de l'eau et
administration orale

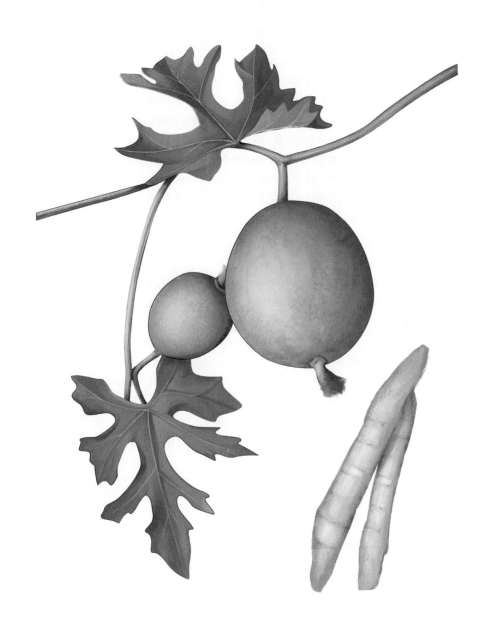

Au sud de la Chine se dressait une montagne dans laquelle il y avait beaucoup de grottes cachées par des nuages et des forêts: on disait que d'étranges créatures y vivaient.

Un bûcheron y allait souvent couper des arbres pour ramasser son bois de chauffage. Un matin, après avoir abattu deux fagots de branchages, il fut pris de faim et de soif et il se rendit devant une caverne d'où il pouvait entendre le bruit des cours d'eau: devant la grotte, où coulait un ruisseau, poussaient de grands arbres au feuillage épais. Il déposa ses fagots et but de l'eau en la prenant avec ses mains; ensuite, il entra dans la grotte. Bien que celle-ci soit spacieuse, il en atteignit au fond en marchant seulement quelques pas et puis il en sortit et s'allongea sur un rocher plat et ombragé pour se reposer. À ce moment-là, il entendit quelqu'un parler: il tourna la tête et vit deux hommes âgés assis sous un arbre en face de lui, l'un avec une barbe grise et l'autre avec une barbe noire.

«D'où viennent-ils? Comment sont-ils arrivés dans cette région montagneuse si reculée?» se demandait-il.
Il restait là, immobile, prêtant l'oreille à leur bavardage.

«Que les deux courges dorées que nous avons récoltées cette année sont belles!» dit l'homme à barbe noire.
«Doucement! Le bûcheron est allongé non loin d'ici. S'il entend notre conversation, il pourrait voler nos trésors.» répondit l'autre.
«Pas de soucis! Même s'il entend, il ne pourra pas entrer dans la grotte, à moins qu'il revienne le 7 juillet en disant "Ouvre-toi, porte du ciel! Ouvre-toi, porte de la terre! L'hôte vient cueillir les courges dorées."!»
«Ne parle pas! Continuons notre partie d'échecs!»
En entendant ces échanges, le bûcheron fut ravi. Mais il tomba par terre maladroitement et ouvrit les yeux: où étaient passées les divinités! Ça n'était qu'un rêve. Tout déçu, il prit ses fagots de bois et s'en retourna chez lui.
Pourtant, il retint les mots des deux hommes…
Il aurait bien voulu savoir si la formule magique qu'il avait mémorisée dans le rêve marcherait: le 7 juillet, il retourna à la caverne et aux environs de midi, il arriva à son entrée:

« Ouvre-toi, porte du ciel! Ouvre-toi, porte de la terre! L'hôte vient cueillir les courges dorées! » dit le bûcheron.

Tout d'un coup, une porte de pierre s'ouvrit à sa droite sous ses yeux. Dans la première caverne se trouvait encore une autre caverne.

En entrant, il fut ému de découvrir deux courges dorées poussant sur une treille verte. Il les cueillit avec son couteau de bûcheron et les apporta immédiatement chez lui. Une fois rentré à la maison, il les examina et fut étonné de constater qu'il s'agissait de deux citrouilles ordinaires. Pensant qu'il s'était trompé, il les jeta.

Quelques jours plus tard, quand il retourna sur la montagne ramasser les branches, il alla à la caverne de nouveau et s'allongea sur la pierre plate pour s'y reposer comme la dernière fois. À peine fut-il endormi que les deux génies réapparurent sous l'arbre.

«Toi, tu es trop bavard: les courges dorées nous ont été volées!» se plaignit l'homme à la barbe grise.

«Ne t'inquiète pas! Cela ne rapportera rien au voleur: nos courges ne sont pas bonnes.» dit l'autre.

«Pourquoi dis-tu qu'elles sont inutiles! Elles possèdent une efficacité thérapeutique inestimable dans la pharmacopée: elles ont plus de valeur que l'or!»

«Mais elles ne fonctionnent pour humidifier le poumon et éliminer la chaleur que si elles ont été séchées jusqu'à en devenir rouges.»

Se réveillant de son rêve, le bûcheron se dépêcha de rentrer chez lui et trouva les deux courges. Malheureusement, elles étaient déjà complètement pourries. Il en sortit les graines et les planta dans son potager au printemps suivant. Quelques années plus tard, de nombreuses courges poussaient dans son jardin et avec celles-ci il put guérir des malades et tous ceux qui souffraient de toux et d'asthme avec un excès de mucosités furent soulagés après l'avoir prise. Les gens étaient surpris de ces résultats et se demandaient comment la nommer. Comme le bûcheron avait compris que les tiges de courges devaient grimper bien haut et former une treille avant de porter ses fruits, il l'appela *Guā Lóu* signifiant *melon poussant sur une plante grimpante*.

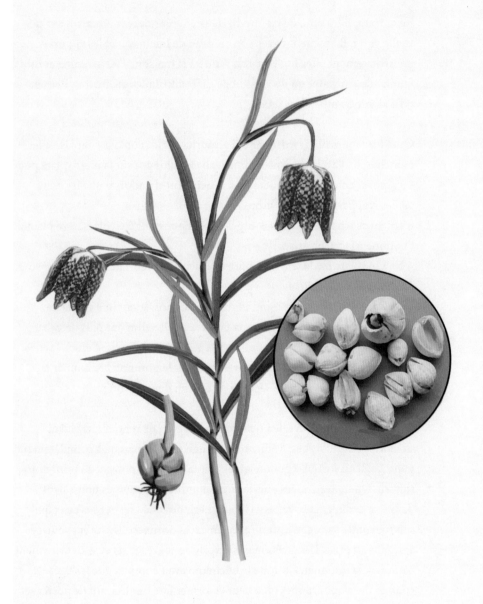

Bèi Mǔ

33

贝
母

Nom

Nom français:
Bulbe de fritillaria cirrhosa
Nom pharmaceutique:
Bulbus Fritillaria

Nature et saveur

Bulbe de fritillaria cirrhosa du
Sichuan *(Chuān Bèi Mǔ)*: Légèrement
froide, amère et douce

Tropisme

Poumon et Coeur

Actions

1. Bulbe de fritillaria cirrhosa du
Sichuan *(Chuān Bèi Mǔ)*: élimine le
Tan/mucosités-chaleur, humidifie le
Poumon et calme la toux, dissipe les
stagnations et l'enflure
2. Bulbe de fritillaria cirrhosa du
Zhejiang *(Zhè Bèi Mǔ)*: élimine le
Tan/mucosités-chaleur, dissipe la
chaleur et traite les abcès

Indications

1. Bulbe de fritillaria cirrhosa du Sichuan
(Chuān Bèi Mǔ): (1) Toux vide due
au surmenage, toux sèche due à la
chaleur du Poumon. (2) Scrofule due
à la stagnation du Tan/mucosités-feu,
abcès du sein et abcès du Poumon
causés par la chaleur toxique
2. Bulbe de fritillaria cirrhosa du Zhejiang
(Zhè Bèi Mǔ): (1) Toux due au vent-
chaleur, Tan/mucosités-chaleur ou
sécheresse-chaleur (2) Scrofule
due à la stagnation du Tan/
mucosités-feu, abcès du sein et
abcès du Poumon causés par la
chaleur toxique
3. Bulbe de fritillaria cirrhosa du
Sichuan *(Chuān Bèi Mǔ)* et Bulbe
de fritillaria cirrhosa du Zhejiang
(Zhè Bèi Mǔ) sont tous utilisés dans
le traitement des syndromes tels
que scrofule, goitre, abcès du sein
ou du Poumon et furoncle.

Posologie

3-10 g pour la décoction dans de
l'eau ou 1-2 g en poudre pour avaler
directement

Il y avait autrefois une femme enceinte qui souffrait de tuberculose pulmonaire. Elle était tellement faible qu'elle tomba en syncope juste après avoir accouché d'un bébé qui mourut dès sa naissance. La même chose se produisit un an plus tard et encore deux ans après. Son mari et ses beaux-parents en étaient très tristes.

Un jour, un diseur de bonne aventure passa devant leur porte et la belle-mère lui demanda de prédire l'avenir de sa belle-fille. Le voyant posa des questions sur sa vie et la belle-mère lui raconta que la jeune femme avait accouché de trois bébés qui moururent à la naissance. C'était pour cette raison qu'elle était impatiente de savoir si sa belle-fille pourrait donner naissance à un bébé viable.

Ensuite, le devin posa des questions sur la date de sa naissance et sur son signe astrologique. Il dit: «Elle est née à 7 heures du soir dans l'année du tigre. Le tigre à cette heure est féroce; le premier bébé est né dans l'année de la chèvre; le second dans l'année du chien; le troisième, dans l'année du cochon. Le chèvre, le chien et le cochon constituent tous une bonne nourriture pour le tigre et c'est pourquoi les trois bébés ont été mangés par leur mère.»

Pas convaincue, la belle-mère répliqua: «Le tigre est un animal féroce, mais cela ne veut pas dire qu'il doit manger ses propres enfants. Ma belle-fille ne va sûrement pas manger ses enfants!»

Le voyant dit: «C'est le destin: elle n'a pas le choix.»
La dame demanda: «Y a-t-il un moyen de sauver notre prochain bébé?»
Le devin affirma en faisant mine de calculer sur ses doigts: «Il y a un moyen de sauver le prochain bébé, seulement c'est assez compliqué.»
«Nous n'avons qu'un enfant: mon fils. C'est pourquoi nous souhaitons tellement avoir un petit-fils pour assurer notre descendance. Nous devons avoir ce bébé à tout prix».
«La prochaine fois qu'elle accouchera, quelqu'un devra porter le petit dans ses bras et courir rapidement vers l'est. Toutefois, il ne faut pas dévoiler cela à sa mère. Il y a une île à peu près cent kilomètres d'ici: une fois le bébé

arrivé sur l'île, il sera hors de danger, parce que le tigre qui a peur de l'eau ne pourra pas atteindre cette île.»

La belle-mère fit part de cette recommandation à son mari et à son fils. Tous croyaient que cela marcherait.

Un an plus tard, la jeune femme accoucha de son quatrième bébé. Dès que l'enfant fut mis au monde, la mère s'évanouit à nouveau immédiatement. Le père prit son enfant dans ses bras et courut vers l'est, mais au bout de 10 kilomètres, le nouveau-né succomba. Toute la famille en était éplorée et ne savait que faire.

Le lendemain, le voyant revint. Le père lui révéla le décès de son enfant. Le voyant dit alors: «Vous avez été trop lents. J'aurais dû vous préciser qu'il faut courir plus vite qu'un tigre pour que l'animal n'arrive pas à rattraper votre enfant: dans ces conditions, il aurait été sauvé.»

Encore un an s'écoula et ils attendaient de nouveau un enfant. Le mari acheta un puissant étalon: ils étaient prêts à galoper avec le bébé le plus vite possible. Dès la naissance, le père enveloppa son petit dans un drap rouge, monta sur le cheval et se mit à filer au galop. Au bout de cent kilomètres, ils arrivèrent à la rive de la Mer d'Orient et prirent un bateau pour atteindre l'île.

Cinq jours plus tard, le mari retourna et dit: «L'enfant est mort trois jours après notre débarquement sur l'île.» Tout le monde fut bouleversé par cette nouvelle. Le vieux couple rêvait tellement d'avoir un petit enfant qu'il eut l'idée de pousser leur fils à divorcer de sa femme pour se remarier avec une autre qui pourrait enfin leur donner un bébé en bonne santé.

En apprenant cela, la jeune femme, attristée, se mit à pleurer. Au même moment, un docteur arriva et lui demanda: «Pourquoi pleurez-vous? Qu'est-ce qui vous arrive?» elle lui raconta ce qui s'était passé. Le docteur examina son teint pendant un moment et lui dit: «Vous souffrez d'une maladie que je peux guérir pour que vous puissiez avoir un enfant normal.»

Le docteur rassura la belle-mère: «le voyant a tort: vous ne devez pas le croire. Votre belle fille n'est pas un tigre, elle est seulement atteinte par une maladie du poumon et en plus, elle a un terrain fragile: elle est épuisée par les accouchements, c'est pourquoi ses bébés ne vivent pas longtemps. Par ailleurs, elle a une insuffisance du sang du foie et pour cette raison, elle s'évanouit après chaque accouchement. Je pense lui faire faire une cure de phytothérapie de trois mois. Si elle peut la suivre, elle pourra à coup sûr donner le jour à un beau bébé.»

La famille décida de suivre le conseil de ce docteur. Depuis lors, le mari alla à la montagne tous les jours pour chercher la fameuse plante médicinale. Au bout de trois mois de traitement, la femme tomba enceinte et dix mois plus tard, elle accoucha d'un gros bébé qui était en bonne santé et n'eut pas de syncope.

Lorsque l'enfant eut 100 jours, la famille offrit de nombreux cadeaux au docteur qui de son côté était très content: «La phytothérapie est efficace, n'est-ce pas?»
«Oui, elle marche bien! À propos, quel est le nom de cette plante?»
«C'est une plante sauvage, sans nom...»
«Alors, nous allons lui donner un nom: notre bébé s'appelle « Baobei » (bébé trésor), nous pouvons la nommer « *Bèi Mǔ* » (en chinois, *Bèi* signifie *bébé* et *Mǔ* signifie *mère*.)

Désormais, le nom de *Bèi Mǔ* se transmit de génération en génération.

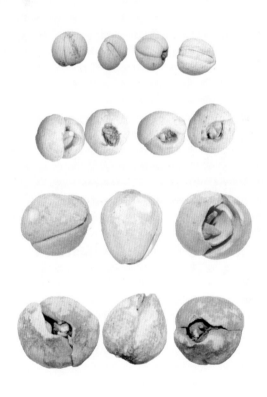

朱
砂

Zhū Shā

34

Nom
Nom français:
Cinnabre
Nom pharmaceutique:
Cinnabaris

Nature et saveur
Froide; douce et toxique

Tropisme
Coeur

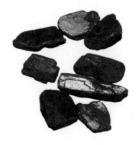

Actions
1. Rafraîchit le Cœur et calme la frayeur
2. Apaise l'esprit et élimine les toxines

Indications
1. Agitation, palpitations et insomnie
2. Convulsion infantile et épilepsie
3. Abcès et furoncle
4. Enflure et douleur de la gorge et aphtes

Posologie
0,1-0,5 g: Broyer en poudre fine et avaler avec de l'eau ou le préparer en granules; dosage approprié pour usage externe

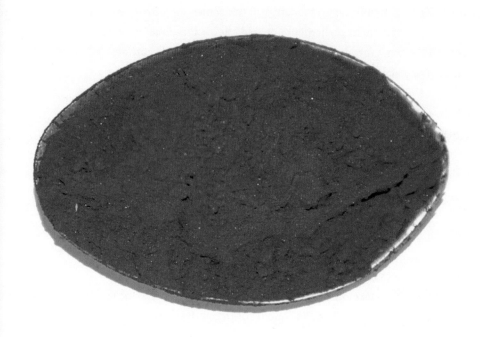

Autrefois les gens étaient superstitieux et lorsqu'ils tombaient malades, ils allaient consulter des sorciers au lieu d'aller voir un médecin. À l'époque, la maladie appelée en médecine chinoise « syndrome Diankuang (folie maniaque et dépression) » était difficile à guérir et ce qui était étrange, c'était qu'un nécromancien pouvait la guérir alors qu'aucun médecin ne le pouvait. Dans ces conditions, la population avait plus confiance dans les nécromants qu'en les docteurs.

Un homme possédant certaines connaissances en médecine se demandait: « Puisque les guérisseurs ne faisaient que dessiner des symboles et que chanter des incantations en prétendant être des génies, comment cette sorcellerie pouvait guérir réellement une maladie? » Il estimait qu'il devait y avoir une raison. C'est dans cet état d'esprit qu'il en avait discuté avec sa femme avant d'élaborer un projet pour révéler l'astuce du nécromant.

Un jour, sa femme alla voir le sorcier et lui dit que son mari était atteint de la maladie Diankuang.

Le génie vint tout de suite à leur maison: il y trouva le malade allongé par terre, délirant, le visage sale et les cheveux enchevêtrés.

«Ah, c'est moi le fils du l'Empereur de Jade... » divaguait le malade.

Jugeant qu'il était vraiment fou, le nécromancien alluma des chandelles, saupoudra de la résine et installa un bâton d'acajou pour parachever la mise en scène: tous ces préparatifs étaient soi-disant destinés à chasser les « fantômes ». Déposant un bol d'eau sur la table et tenant une figurine magique dans la main, il se mit à psalmodier:

« Mystérieux Ciel, mystérieuse Terre...»

Au moment où le sorcier allait enflammer la figurine magique, l'homme se leva, le saisit et le chassa d'un bon coup de pied.

«C'est moi le fils de l'Empereur de Jade! Comment osez-vous me traiter de cette manière insolente? Allez-vous-en! Espèce de diable!» s'écria-t-il.

Le nécromant fut expulsé de la maison et tomba par terre. Quand il se leva, la porte se ferma solidement. En dépit de ses hurlements incessants, personne ne lui prêta attention et il dut rentrer chez lui en acceptant la situation sans mot dire.

Cependant à l'intérieur de sa maison, notre homme but une gorgée de l'eau du bol et la trouva sans goût particulier: c'était de l'eau ordinaire. En examinant la figurine magique, il n'y trouva rien de spécial non plus: «Cela ne peut traiter la maladie!» réfléchissait-il. Finalement, son regard s'arrêta sur le *Zhū Shā* (cinabre rouge) qui avait été utilisé pour peindre la figurine, mais il ne savait pas si ce produit aurait pu être vraiment curatif.

Le lendemain, il fit venir chez lui une personne souffrant de Diankuang et lui demanda de boire de l'eau avec un peu de *Zhū Shā*. Après avoir pris cette boisson particulière, le patient guérit progressivement.

Depuis cet événement, cet homme se rendit compte que si le nécromant prétendait savoir chasser les diables et guérir la maladie, c'était tout simplement parce que *Zhū Shā* utilisé pour la peinture de la figurine possédait des propriétés thérapeutiques et à la suite de cela *Zhū Shā* signifiant « *sable rouge* » est devenu un produit de la pharmacopée chinoise.

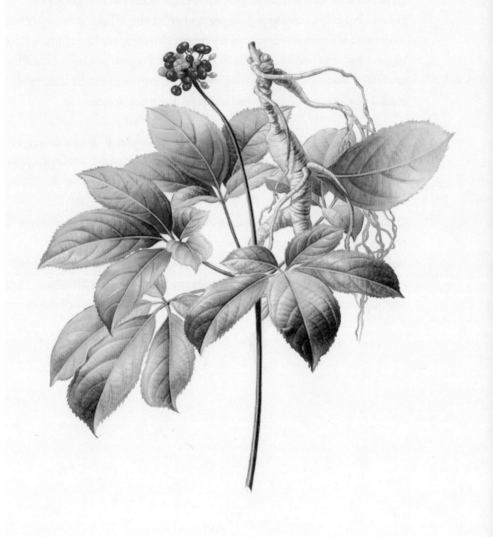

Rén Shēn 35

Nom

Nom français:
Ginseng
Nom pharmaceutique:
Radix et Rhizoma Ginseng

Nature et saveur

Légèrement tiède;
douce et légèrement amère

Tropisme

Rate, Poumon et Coeur

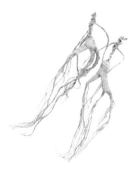

Actions

1. Renforce le Qi originel
2. Tonifie la Rate et le Poumon
3. Engendre les liquides organiques
4. Calme l'esprit et développe l'intelligence

Indications

1. Syndrome de collapsus dû au vide de Qi originel
2. Vide du Qi de la Rate-Estomac
3. Soif ou diabète causé par le vide de Qi et de liquides organiques

Posologie

3-19 g: décoction dans de l'eau et administration orale; 30 g comme dosage maximal pour le syndrome de collapsus

Il y avait autrefois deux frères qui voulaient aller chasser du côté de la montagne.

Les villageois les avertirent: «Maintenant qu'on est à la fin de l'automne, l'hiver s'approche et le temps est très changeant ici dans cette montagne. Une fois qu'elle sera couverte de neige, il vous sera difficile d'en sortir.» Comme un vieux dicton l'affirme: «Le veau n'a pas peur du tigre» et les deux frères ne voulurent pas écouter les conseils des anciens. Se munissant de leurs arcs, flèches, vêtements de cuir et vivres, ils partirent vers la montagne.

Les premiers jours, ils purent traquer du gibier. Pourtant un après-midi, le temps tourna brusquement: le vent souffla fort et il neigea pendant deux nuits jusqu'à recouvrir totalement la montagne. Alors les deux frères ne purent plus redescendre comme leur avaient prédit les personnes âgées.

Ils durent se cacher au fond de la montagne sous le feuillage épais des arbres en attendant que la tempête de neige s'arrête.

Quelques arbres mesuraient plus de 100 mètres de haut et leurs troncs étaient très gros. Un de ces arbres était desséché depuis des années et son centre était devenu creux. Les frères l'évidèrent et en firent une sorte d'habitation. Ils allumaient du feu et grillaient la viande des cerfs, des chevreuils ou des lièvres qu'ils avaient attrapés et ils se réchauffaient avec leur feu. Quand il faisait beau, ils sortaient pour chasser. Afin de pouvoir conserver des aliments pour plus tard, ils prirent encore des herbes qu'ils avaient déterrées. Puis, ils découvrirent une sorte de vigne dont les branches étaient grosses comme le bras d'un homme. Les racines de cette plante qui s'étendaient comme les quatre membres d'un homme étaient de goût sucré.

«Cette plante douce possède de nombreux bienfaits.» dit le frère aîné. Ainsi, ils en déterrèrent beaucoup et en remplirent la moitié de la cavité de l'arbre. Après en avoir consommé des morceaux, ils se sentirent plus forts physiquement. Ils remarquèrent cependant qu'en en absorbant trop, cela leur procurait des saignements de nez: pour cette raison, ils n'osaient pas en prendre en grande quantité, se limitant seulement à de faibles doses.

Chassant le jour et dormant la nuit dans leur abri dans l'arbre, ils restèrent dans la montagne pendant tout l'hiver. Quand le printemps revint, le vent s'arrêta et la neige fondit: ils redescendirent alors vers la vallée en portant un grand sac de viande.

Les villageois avaient cru qu'ils étaient morts de faim ou de froid. En les voyant de retour, sains et plus costauds, ils en furent tous surpris:

«Vous êtes toujours vivants?» demandèrent-ils.
«Nous ne paraissons pas vivants?»
«Qu'est-ce que vous avez pris pour être devenus aussi forts?»

Les frères leur montrèrent ces racines végétales, que personne ne connaissait encore.

«Oh, regardez, comme leur forme ressemble à celle d'un homme!» dirent les villageois.
Plus tard, ces racines s'appelèrent *Rén Shēn*, ce qui signifie en chinois « *corps humain* ».

山药

Nom
Nom français:
Igname de Chine
Nom pharmaceutique:
Radix Dioscoreae

Nature et saveur
Neutre et douce

Tropisme
Poumon, Rein et Rate

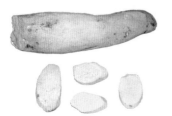

Actions
1. Tonifie la Rate-Estomac
2. Engendre les liquides du Poumon
3. Renforce le Rein et retient la quintessence

Indications
1. Syndrome de collapsus dû au vide de Qi primaire
2. Vide du Qi de la Rate-Estomac
3. Soif ou diabète causé par le vide de Qi et de liquides organiques

Posologie
15-30 g: pour la décoction dans de l'eau ou broyé en poudre fine pour avaler 6-9 g par prise

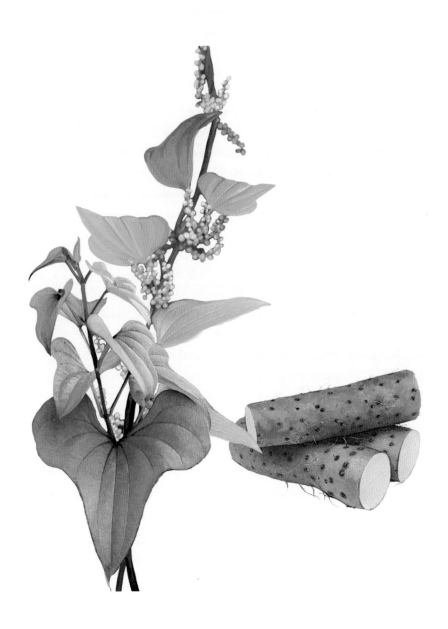

Dans l'ancien temps, la Chine était divisée en petits royaumes qui se combattaient réciproquement pour conquérir de nouveaux territoires.

Un royaume assez puissant avait gagné une bataille contre un autre qui était plus faible: le vainqueur avait l'intention d'isoler les milliers de soldats survivants du royaume adverse dans une grande montagne. L'armée conquérante l'assiégea de façon qu'aucune provision ne puisse être apportée de l'extérieur: l'armée vaincue était supposée sortir et se rendre. Cependant, un an s'écoula sans que personne ne sorte de la montagne. L'armée gagnante pensait que ses adversaires devaient être morts de faim, mais à leur grande surprise, une nuit, l'armée assiégée se fraya un chemin depuis la montagne et occupa la position de leur ennemi. Comme l'ancienne armée gagnante n'avait pas eu d'entraînement militaire depuis un an, elle ne put résister, alors que l'armée qui avait été faible inversa la situation et récupéra les territoires perdus.

Personne ne comprenait comment cette armée si faible auparavant avait finalement réussi à survivre si longtemps sans apport extérieur de vivres. Plus tard, il fut révélé que pendant cette année ces soldats avaient consommé une sorte de plante sauvage en guise de nourriture. Chaque été, cette plante s'épanouit avec de jolies fleurs blanches et ses racines sont grosses et sucrées. Tout le monde fut assez surpris de découvrir que cette simple plante sauvage avait sauvé la vie à des milliers de soldats. La plante prit alors le nom *Shān Yù* (signifiant rencontre dans la montagne) pour marquer qu'elle avait été découverte dans une région montagneuse au cours de recherches d'aliments pour les soldats.

Plus tard, on découvrit qu'en plus de sa valeur nutritive, elle pouvait encore être utilisée comme médicament pour renforcer la rate, l'estomac, le poumon et le rein. Par exemple, elle était employée pour traiter la diarrhée causée par une faiblesse de la rate.

Désormais, cette plante est considérée comme une plante médicinale et son nom a été modifié: *Shān Yào* (*herbe médicinale venant de la montagne)* remplace *Shān Yù* (*rencontre dans la montagne*).

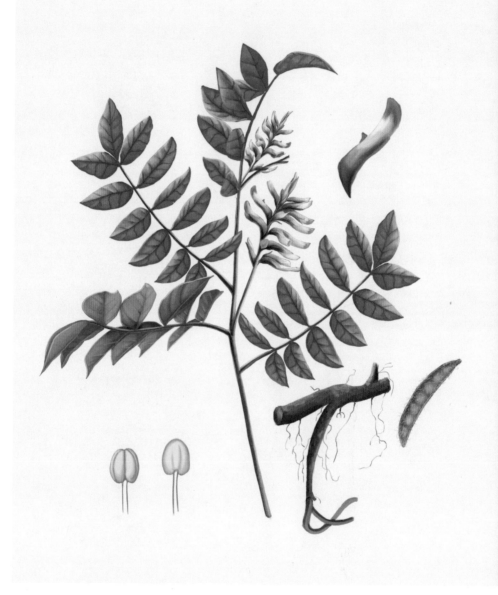

Nom

Nom français:
Racine de réglisse
Nom pharmaceutique:
Radix et Rhizoma Glycyrrhizae

Nature et saveur

Neutre et douce

Tropisme

Poumon, Cœur, Rate et Estomac

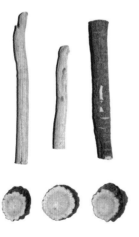

Actions

1. Renforce la Rate et le Qi
2. Dissout le Tan/mucosités et traite la toux
3. Spasmolytique et antidouleur
4. Rafraîchit la chaleur et élimine les toxines
5. Harmonise les propriétés thérapeutiques des autres produits

Indications

1. Vide du Qi de la Rate marqué par souffle court, fatigue, inappétence, selles pâteuses
2. Toux et asthme
3. Anthrax et abcès dus à la chaleur toxique
4. Intoxication alimentaire ou médicamenteuse
5. Douleurs épigastrique ou abdominale, douleur et spasme des membres

Posologie

15 g: décoction dans de l'eau et administration orale

Il y avait autrefois un médecin connu qui fut invité pour soigner les malades dans une autre localité durant plusieurs jours. Pendant ce temps, de nombreuses personnes de son village tombèrent malades et étaient impatientes de le voir.

La femme du docteur s'inquiétait: « D'habitude, mon mari traite ses patients avec différentes plantes. Il y a à la maison une herbe sèche qui nous sert de combustible et qui a un goût sucré. Si je la donne aux patients, c'est sûr que cela ne leur fera pas de mal et en plus, étant moins inquiets, ils se sentiront peut-être un peu mieux!» Réfléchissant ainsi, elle coupa ces herbes sèches au goût sucré en petits morceaux et les enveloppa dans du papier pour en faire de petits paquets. Elle en donna un à chacun de ceux qui venaient pour consulter le docteur.

«Voilà ce que mon mari m'a laissé: il dit que ce remède est efficace contre toutes les maladies. Prenez-le et faites-en une décoction: il vous suffira de boire cette tisane.» disait-elle aux patients.

Étant très reconnaissants, les malades insistaient pour lui payer le traitement.

«Ramenez-le chez vous et vous me règlerez plus tard.» répondit-elle.

C'était comme cela que nombreux malades avaient vu leur état s'améliorer petit à petit jusqu'à la guérison totale en prenant uniquement la décoction faite avec l'herbe normalement utilisée comme combustible.

Quelques jours plus tard, le médecin fut de retour. Les nombreux patients guéris allèrent chez lui pour y régler leur traitement phytothérapique: le docteur en fut perplexe.

«Pour quel traitement voulez-vous me régler? Je ne vous ai donné aucun médicament!» dit-il.
«C'est pour payer le médicament que vous nous avez laissé pendant votre absence et avec lequel votre femme a guéri notre maladie.»

Le médecin fut encore plus confus: il appela sa femme.

«Comment oses-tu soigner mes patients! Quel médicament leur as-tu donné?» demanda-t-il.

Le couple reçut le règlement du traitement et après le départ des patients, la femme expliqua à son mari ce qu'elle avait fait. Le docteur en fut surpris.

«Même si cette plante a une action thérapeutique, tous les patients ne présentaient pas le même problème! Comment pouvaient-ils tous guérir avec cette seule et unique plante?» se demandait-il.

Le lendemain, il visita l'un après l'autre tous les patients rétablis pour s'informer de la maladie dont ils avaient souffert. Parmi ces gens certains présentaient un problème de rate et d'estomac; d'autres avaient de la toux avec des crachats; en plus de cela, il y avait encore des cas très variés comme des douleurs de gorge, des furoncles, des enflures inflammatoires et des allergies cutanées chez les nouveau-nés (dues aux toxines fœtales selon la médecine chinoise). Tous ces patients étaient déjà guéris au moment de sa visite!

Depuis lors, le médecin utilisa cette plante comme produit de phytothérapie. Au cours de sa pratique, il découvrit ses actions thérapeutiques: renforcer le Qi du Réchauffeur Moyen, éliminer le feu et les toxines. Plus tard, on appela cette plante par le nom *Gān Căo* signifiant « *herbe sucrée* ».

续
断

Xù Duàn

38

Nom
Nom français:
Racine de Dipsacus asperoides
Nom pharmaceutique:
Radix Dispaci

Nature et saveur
Amère, acre et
légèrement chaude

Tropisme
Rein et Foie

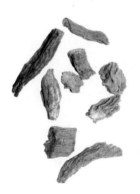

Actions
1. Renforce le Foie et le Rein
2. Fortifie les tendons-ligaments
   et les os
3. Arrête les hémorragies et
   calme le fœtus
4. Accélère la consolidation
   osseuse

Indications
1. Courbature lombaire et des
   jambes
2. Impuissance, émission,
   énurésie, métrorragie et fœtus
   agité
3. Lésions des tendons-
   ligaments et des os

Posologie
9-15 g: décoction dans de
l'eau pour l'administration
orale; broyé en poudre pour
l'application locale sur la blessure

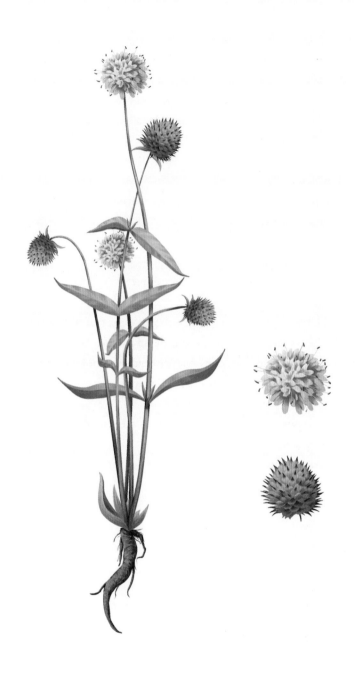

Il y avait autrefois un médecin itinérant, spécialisé en phytothérapie qui se déplaçait pour ramasser ses plantes et les vendre aux patients pour traiter leurs maladies.

Un jour, il arriva dans un village de montagne où il vit un jeune homme qui venait de décéder et sa famille éplorée qui le prenait dans ses bras. Il s'approcha du jeune homme et constata qu'il était toujours vivant puisque son pouls radial était encore palpable, malgré la faiblesse de la pulsation. Alors, il aborda un vieil homme en pleurs.

«Comment est-il mort?»
«Il est mort soudainement à cause d'une fièvre élevée.»
«Depuis combien de temps?»
«Il y a deux jours.»
«Arrêtez-vous! On peut le sauver!»
«Oh, sauvez-le s'il vous plaît: c'est mon fils unique!»

Il ouvrit une calebasse à médicaments et en sortit deux granulés: ensuite, il demanda aux personnes présentes autour de lui d'ouvrir la bouche du malade et il lui fit avaler ces pilules avec de l'eau. Au bout d'un petit moment, le jeune homme se mit à respirer faiblement.

« Deux jours de repos couché et il sera rétabli! » dit le médecin.

Le vieux monsieur s'agenouilla immédiatement devant le docteur et s'inclina trois fois en signe de remerciement.

«Vous êtes vraiment l'incarnation du Bouddha. Quel est ce médicament qui a ramené mon fils à la vie?» demanda le monsieur.
«C'est ce granulé qui l'a ranimé.»

La nouvelle se propagea partout dans le village et tout le monde souhaitait que le médecin reste et soigne leurs proches malades.

Dans ce village, il y avait aussi un montagnard tyrannique qui était le propriétaire d'une officine où il vendait des herbes médicinales sèches. Quand il apprit que le médecin possédait un granulé de réanimation, il en devint furieux. Un jour, il invita le docteur à un repas copieux offert à son honneur.

«Que puis-je vous faire?» demanda le docteur.
«Asseyez-vous et buvons un coup, je vous prie.» dit le tyran.
«Comment puis-je boire un coup quand je ne comprends pas pourquoi?»

À ce mot, le propriétaire de la pharmacie dut révéler son intention:

«Pourriez-vous fabriquer ce granulé de réanimation? Nous pourrions ouvrir une pharmacie ensemble.»
«Une pharmacie?»
«Je suis certain que vous allez y faire fortune.»
«Non. Ce granulé est une recette familiale pour sauver les gens, pas pour nous procurer de l'argent.»
«Alors pouvez-vous me passer la formule? Je vous promets tout ce que vous voulez.»

Pourtant, le docteur hocha sa tête en signe de désaccord.

«Hum! Vous allez boire un bon verre d'alcool comme punition au lieu de simplement trinquer avec moi! Si vous ne me donnez pas cette recette secrète aujourd'hui, je vous briserai les jambes!»
«Quoi que vous fassiez, mon médicament est uniquement réservé aux malades.»

Par un geste du bras, le tyran appela plusieurs de ses hommes de main qui le poussèrent dans la cour et le battirent cruellement. Le pauvre docteur fut ensuite chassé dehors.

Tout meurtri, il monta difficilement à la montagne, y ramassa des herbes médicinales et en absorba.

Un mois plus tard, il reprit sa vie de médecin itinérant dans les villages. En le voyant encore une fois, le tyran appela à nouveau ses voyous et leur demanda de le battre. Ces brutes attaquèrent le docteur et le tabassèrent jusqu'à lui casser les jambes. Ensuite, ils le jetèrent dans la vallée afin qu'il serve de proie aux loups.

Cette fois-ci, le docteur ne pouvait plus du tout remuer ses jambes: il s'allongea dans la ravine.

Un jeune homme qui ramassait du bois de chauffage le vit et reconnut le gentil docteur.

Comme il ne pouvait plus parler, il lui demanda en gesticulant de le porter sur son dos jusqu'au flanc de la montagne. Là, il montra au jeune homme une sorte d'herbe sauvage portant des feuilles ressemblant à des plumes et des fleurs violettes. Le jeune homme comprit son idée et lui déterra immédiatement une grande quantité de cette herbe. Après, il porta le docteur à sa maison où il y prépara une décoction avec cette herbe. Deux mois plus tard, le docteur fut rétabli.

«Je ne peux plus vivre ici, mais toi tu dois faire savoir aux gens que cette herbe favorise la réparation osseuse.» dit le docteur au jeune homme. Cependant, alors qu'ils étaient en train de parler, le tyran de la région revint avec ses gardes du corps et voyant le docteur toujours en vie, il ordonna à ses gens de le tuer.

Après la mort du thérapeute, le jeune homme fit connaître l'herbe aux villageois comme l'avait souhaité le docteur et il la nomma *Xù Duàn* signifiant « *souder les os cassés* ». Malheureusement, la recette du granulé de réanimation fut perdue…

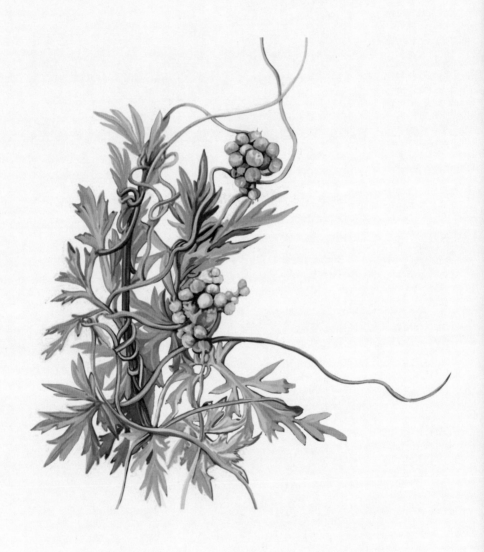

菟
丝
子

Nom

Nom français:
Graine de cuscute
Nom pharmaceutique:
Semen Cuscutae

Nature et saveur

Neutre, piquante et douce

Tropisme

Foie, Rein et Rate

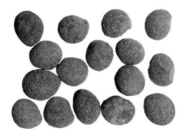

Actions

1. Tonifie le Yang et nourrit le Yin
2. Renforce le Rein et nourrit l'essence
3. Nourrit le Foie et éclaircit la vue
4. Traite la diarrhée
5. Calme le fœtus

Indications

1. Courbature lombaire et des jambes, spermatorrhée, pollakiurie, stérilité due au froid de l'utérus
2. Déficience du Foie et du Rein
3. Diarrhées ou selles pâteuses dues au vide de la Rate et du Rein
4. Agitation fœtale excessive due au vide du Rein

Posologie

10-20 g: décoction dans de l'eau et administration orale

Il y avait autrefois un propriétaire terrien qui adorait les lapins: il en élevait beaucoup: des blancs, des noirs, des gris...etc. Il engagea un ouvrier agricole pour s'en occuper en lui précisant que si un des lapins mourait, il le pénaliserait sur son salaire.

Un jour, le fermier blessa par inattention un lapin blanc avec un bâton: l'animal blessé resta par terre et ne pouvait plus courir. Ayant peur que le patron réduise son salaire, il cacha le lapin dans un champ de soja. Pourtant, son patron le découvrit et obligea le fermier à payer pour sa faute. N'ayant plus le choix, celui-ci dut retourner aux champs pour y rapporter la bête blessée.

Mais quand il y arriva, il vit ce lapin blanc courir vite en tous sens pour chercher de quoi manger. Il fut tout surpris de constater que le lapin réussissait à faire de gros efforts pour saisir sa pitance. En l'examinant, il constata que l'animal était redevenu normal, sans plus aucune blessure. Plus il y réfléchissait, plus il trouvait cela étrange.

Plus tard, poussé par la curiosité, il fit exprès de blesser un lapin gris et le jeta aux champs comme la derrière fois. Au bout de quelques jours, il constata que la blessure du lapin gris avait aussi guéri. Il rentra chez lui et raconta à son père ce qui s'était passé. Celui-ci était alité depuis des années après avoir été frappé par le propriétaire.

«Essaie encore une fois et observe ce que le lapin blessé mange: c'est peut-être quelque plante médicinale favorisant la réparation osseuse.

Suivant le conseil de son père, le fermier battit un troisième lapin et le mit aux champs: cette fois-ci, il resta à côté et suivit les activités du lapin. Il vit que l'animal ne pouvait pas marcher normalement. Comme il ne pouvait atteindre les feuilles des plantes de soja qui étaient trop hautes, il ne faisait que tendre son cou pour brouter les graines d'une vigne sauvage grimpant autour de tiges de soja. Un, deux et trois jours passèrent et le lapin malade guérit de cette manière. Alors le fermier ramena des tiges et des graines de cette vigne grimpante à son père.

Après les avoir examinés un moment, le vieux monsieur les reconnut.

«Il s'agit d'une herbe grimpante qui pousse autour d'une tige et qui peut détruire la plante de soja. Peut-elle être une herbe magique? Si elle est efficace pour soigner les blessures des lapins, elle peut aussi être active pour l'homme. Va en chercher davantage et fais-moi une décoction!» dit le vieil homme.

Ainsi, son fils en ramassa une grande quantité dans les champs de soja. Après l'avoir prise en décoction pendant quelques jours, le père put s'asseoir sur le lit et quelques jours plus tard, il se remit à marcher. Deux mois après, ce vieillard pouvait même travailler aux champs. Alors avec son fils, ils sont devenus sûrs que les graines de cette vigne fine étaient capables de traiter les lésions lombaires.

C'est ainsi que le fermier interrompit son travail dans l'élevage des lapins pour le propriétaire. Il ramassait ce genre d'herbe médicinale, en faisait des médicaments et devint un docteur spécialisé dans le traitement des maladies lombaires. Les gens qui en souffraient allaient chercher un traitement chez lui. Plus tard, quand on lui demandait le nom de la plante, il répondait *Tù Sī Zǐ* signifiant « *graines de vigne soignant les lapins* ».

当
归

Nom
Nom français:
Angélique de Chine
Nom pharmaceutique:
Radix Angélicae Sinensis

Nature et saveur
Tiède, douce et piquante

Tropisme
Cœur, Foie et Rate

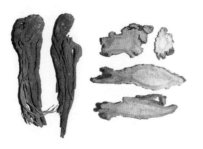

Actions
1. Nourrit le sang et régularise la menstruation
2. Active la circulation sanguine et calme la douleur
3. Humidifie les intestins et favorise la défécation

Indications
1. Vide ou stase de sang, menstruations irrégulières et aménorrhée
2. Douleur abdominale due au vide-froid, lésions traumatiques
3. Abcès, anthrax, ulcères, douleur articulaire due au vent-froid
4. Constipation due au vide de sang et à la sécheresse intestinale

Posologie
6-15 g: décoction dans de l'eau et administration orale

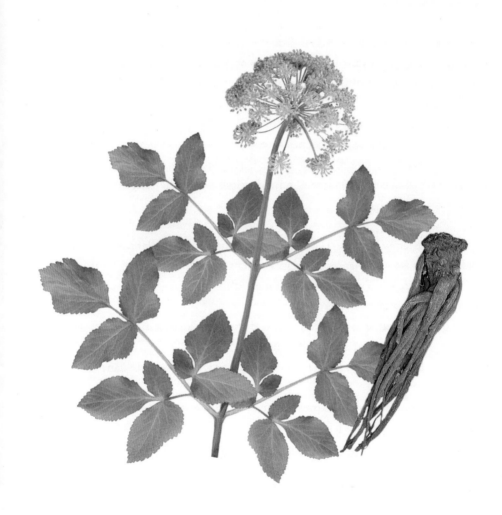

Il y avait autrefois une grande montagne sur laquelle les herbes et les arbres poussaient de façon luxuriante. En dépit de la profusion des plantes médicinales qui s'y développaient, peu de gens y allaient pour les ramasser en raison des serpents venimeux et des animaux sauvages dangereux qui y vivaient.

Au pied de cette montagne se trouvait un village. Un jour, de jeunes villageois bavardaient:

«Je suis le plus courageux de notre village!» dit un jeune homme.
Les autres qui ne le croyaient pas le taquinèrent: «Si tu l'es, est-ce que tu oserais grimper sur notre montagne pour aller y chercher des plantes médicinales?»
«Qui a dit que je n'oserais pas? Attends que j'en retourne: je t'en ramènerai des plantes pour traiter ta lâcheté maladive.»
«Arrête ta vantardise, ça suffit! Si tu étais attaqué par des serpents venimeux ou par des bêtes sauvages, nous devrions plutôt chercher un remède afin de te soigner.»

Cependant, le jeune homme n'y renonça pas: il jura qu'il irait aller sur la montagne ramasser les plantes médicinales, mais quand il rentra chez lui et qu'il raconta son idée à sa mère, elle ne fut pas d'accord.

«Tu es mon fils unique et si quelque chose de funeste t'arrivait, nous n'aurions plus de descendance.» dit la mère.
«Je l'ai juré. Si je n'y vais pas, je ne pourrais plus garder la tête haute dans notre village.
«Dans ce cas-là, d'accord, mais puisque tu es déjà fiancé, tu dois te marier avant de partir afin de nous laisser un enfant.» dit la mère après y avoir réfléchi.

Pour cela, le jeune homme ne partit pas tout de suite. Comme il était malheureux de laisser sa femme toute seule à la maison, il ne parla plus d'aller à la montagne devant ses copains.

Quelques mois plus tard, les jeunes villageois se réunissaient de nouveau et tout le monde critiquait le marié.

«Tu dois retirer tes paroles, toi, le roi de vantardise!»
Le jeune homme se mit en colère: «Qui se vante?»
«Toi!»
«Pas moi!»
«As-tu oublié ta promesse!»

Comme tous les jeunes gens, il était soucieux de sa réputation. Comment pouvait-il supporter ces moqueries? Il rentra chez lui.

«Aide-moi à me préparer! Demain, je partirai pour la montagne pour y ramasser des plantes médicinales.» dit-il à sa femme.
«Je ne te laisserai pas partir! La jeune femme se jeta dans ses bras, en sanglots.
«Je suis un homme, je ne veux pas qu'on dise que je ne sais faire que gâter une femme.»
«Mais comment pourrais-je vivre si tu me laisses seule ici?»
«J'ai bien discuté avec ma mère: veux-tu m'attendre trois ans? Si je ne revenais pas, tu pourrais toujours te remarier avec quelqu'un d'autre.»

Le lendemain, saluant sa mère et sa femme, le jeune homme se mit sur chemin de la montagne: il laissait sa femme vivre avec sa belle-mère à la maison. Un an plus tard, il n'était pas revenu; deux ans s'écoulèrent et il ne donnait toujours pas signe de vie.

Sa femme pleurait toute la journée et tomba malade en raison de sa tristesse, de son angoisse, tout ceci ayant provoqué une déficience d'énergie et de sang. Le mari ne revint pas même au bout de trois ans.

«Tu l'attends depuis trois ans. On dirait qu'il ne reviendra jamais. Rentre chez ta mère et trouve-toi un autre mari!» dit la belle-mère à sa belle-fille.

Au début, la jeune femme refusa, bien que sa belle-mère la poussait obstinément de le faire. Finalement, croyant son mari mort, elle rentra chez sa mère et se remaria avec un autre homme.

Pourtant, quelques jours plus tard, son premier mari revint: tout le village en était bouleversé. Quand les villageois découvrirent qu'il ramenait autant de plantes médicinales, tout le monde loua son courage et sa performance. Cependant, quand il rentra à sa maison et ne retrouva plus sa femme, il fut pris d'angoisse.

« Tu lui as bien dit de t'attendre trois ans et puisqu'on n'avait pas de tes nouvelles, elle s'est remariée avec quelqu'un d'autre. » dit sa mère.
Envahi de regrets, il s'en voulut de ne pas être rentré plus tôt. Il n'arrivait pas à l'oublier et lui fit envoyer un message en lui disant qu'il voulait la rencontrer.

Quand sa femme apprit que son premier mari était toujours vivant, elle pleura et pleura…

« Maintenant que le sort en est jeté, il est inutile de regretter. Va la rencontrer une fois, puisque vous étiez mari et femme. » lui dirent les gens de son entourage.

Ainsi, ils se rencontrèrent: elle s'effondra en larmes en le voyant.

« Quel destin pour moi! Je t'ai attendu pendant trois ans! Je rêvais de te revoir jour et nuit. Tu aurais dû revenir pendant ces trois ans, mais tu ne l'as pas fait. Je n'ai eu aucune nouvelle de toi pendant tout ce temps-là. Maintenant, je regrette de m'être remariée: je sens comme un poinçon qui me transperce le cœur. » dit la femme.
« Ne sois pas si triste! Je ne t'en veux pas, c'est de ma faute. Quand j'étais dans la montagne, j'y ai déterré beaucoup de plantes rares de grande valeur. J'y suis resté plus longtemps parce que je voulais en ramener plus: je souhaitais t'offrir de beaux vêtements avec l'argent que je gagnerais en vendant les plantes. Je te souhaite une vie heureuse à l'avenir. » dit le jeune homme en soupirant, puis il partit.

Étant déjà malade, comment la jeune femme pouvait supporter tout cela? Elle s'évanouit.

Au bout d'un moment, elle remarqua que le jeune homme lui avait laissé quelques plantes de phytothérapie. Elle réfléchissait: ces herbes pouvaient être toxiques, si elle les prenait imprudemment, elle en mourrait peut-être. Alors, elle prit doucement, une bouchée après l'autre, les racines des plantes qu'elle reconnaissait. À la suite de cela, elle se sentit cependant en bonne forme et au bout de quelques jours, alors que son teint était initialement pâle, elle retrouva une meilleure mine; par ailleurs, son problème gynécologique était complètement guéri.

On lui demanda: «Comment as-tu fait pour guérir de ta maladie?» Comme réponse, elle leur montra les herbes médicinales que son premier mari lui avait ramenées.
«Je me suis guérie grâce à ça.» dit-elle.

Depuis lors, on comprit que cette herbe pouvait traiter les pathologies gynécologiques. Avec le temps, certains la plantèrent et l'appelaient *Dāng Guī* signifiant « *devoir revenir* ».

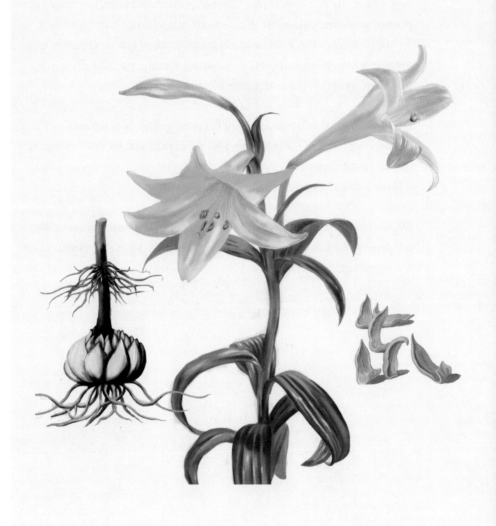

Băi Hé · 41

百合

Nom

Nom français:
Bulbe de lys
Nom pharmaceutique:
Bulbus Lilii

Nature et saveur

Légèrement froide et douce

Tropisme

Cœur, Poumon et Estomac

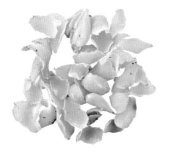

Actions

1. Nourrit le Yin et humidifie le Poumon
2. Clarifie la chaleur et calme l'esprit

Indications

1. Toux sèche due au vide de Yin, hémoptysie due à la toux chronique
2. Palpitations et insomnie dues à la chaleur interne au Cœur et au Poumon

Posologie

9-30 g: décoction dans de l'eau pour administration orale; préparation avec du miel pour renforcer l'action d'humidification du Poumon.

Il y a longtemps, un groupe de pirates pillait les pêcheurs proches de la Mer de l'Est de la Chine.

Un jour, ces pirates envahirent un petit village: ils amenèrent tout le butin de leur pillage, ainsi que les femmes et les enfants dans une petite île.

Au bout de quelques jours, ces bandits les abandonnèrent sur l'îlot et ils partirent en bateau. Étant certain qu'il n'y avait aucun moyen pour s'enfuir de ce territoire, aucun pirate y resta.

Le lendemain, le temps fut terrible: une tempête et un vent fort élevèrent des vagues hautes de plusieurs dizaines de mètres. Toutes les femmes sourirent sur le rivage en priant que le Seigneur Dragon détruise le bateau des pirates. Effectivement, leur bateau coula et ils succombèrent tous dans ce naufrage: les femmes et les enfants étaient tous contents que les malfaiteurs ne reviennent plus. Toutefois, après avoir consommé la maigre nourriture disponible, ils s'inquiétèrent pour les jours suivants. Où pourraient-ils trouver des aliments sur cette île isolée?

Poussés par la faim, ils coururent partout pour chercher de quoi subsister: ils mangèrent tout ce qu'ils pouvaient trouver: œufs d'oiseaux, fruits sauvages, poissons morts, etc.

Un jour, une femme apporta aux autres la racine d'une plante: un bulbe qui ressemblait à une tête d'ail. Après cuisson dans de l'eau, le produit émana une agréable odeur aromatique. Cette racine devint tout de suite l'aliment favori des prisonniers de cette île. En même temps, il était étonnant et merveilleux qu'elle serve à la fois d'aliment et même de médicament: ils constatèrent qu'après l'avoir prise pendant plusieurs jours, ceux qui avaient une constitution physique faible, qui souffraient de surmenage ou présentaient une hémoptysie… étaient miraculeusement guéris.

L'année suivante, un docteur arriva dans cette île pour y chercher des plantes thérapeutiques. Quand il découvrit ces femmes et ces enfants bloqués dans l'île, il fut surpris de les voir tous en bonne santé en dépit de l'absence d'aliments de l'extérieur:

«Il n'y pas de céréale poussant sur cette île, pourtant, vous êtes tous bien portants! Comment cela est-il possible?»

Silencieusement, les femmes rapportèrent des bulbes et les montrèrent au docteur. En goûtant un peu de ce produit, il assuma que ces racines avaient des effets thérapeutiques.

Tout le monde quitta l'île et rentra chez soi: le docteur se mit à planter et étudier cette racine: il s'avéra que ses vertus curatives étaient d'humidifier le poumon, d'arrêter la toux et de rafraîchir le cœur afin de tranquilliser l'esprit.

Cependant, cette racine ne portait pas de nom.

Puisqu'il y avait cent prisonniers sur l'île, en réfléchissant, il lui donna le nom *Bǎi Hé* signifiant « *cent personnes au total* ».

黄
精

Nom
Nom français:
Rhizome de polygonatum
Nom pharmaceutique:
Rhizoma Polygonati

Nature et saveur
Neutre et douce

Tropisme
Rate, Poumon et Rein

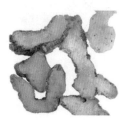

Actions
1. Renforce le Qi et nourit le yin
2. Renforce la Rate, humidifie le Poumon et tonifie le Rein

Indications
1. Déficience de Yin et sécheresse du Poumon
2. Toux sèche non productive
3. Vide de Yin du Poumon et du Rein
4. Toux due au surmenage

Posologie
9-15 g: décoction dans de l'eau et administration orale

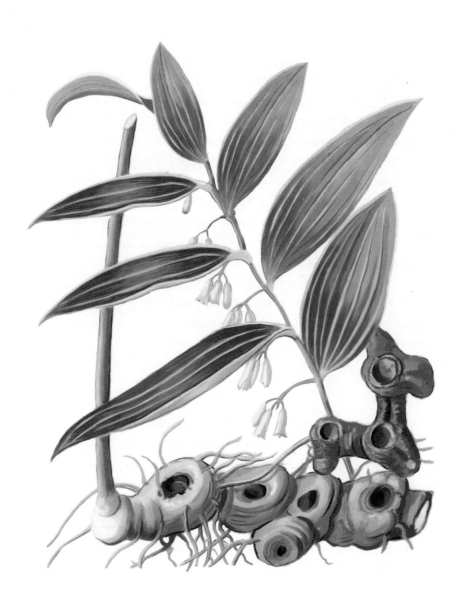

Un jour, quand Hua Tuo (célèbre ancien médecin chinois) cheminait pour ramasser des plantes médicinales dans la montagne, il vit deux hommes solides courir après une jeune fille âgée de 18 ans environ. Elle courrait si vite que malgré tous leurs efforts, ils ne purent la rattraper et qu'elle disparut en un clin d'œil.

« Après qui courrez-vous? » leur demanda Hua Tuo.
«C'est la servante de notre maître. Comme elle n'est pas obéissante, elle a été enfermée dans une hutte depuis trois ans, mais elle vient de s'enfuir: personne ne savait où elle était puisqu'on l'avait pas vue dans cette région jusqu'à ces derniers jours. Notre seigneur nous a demandé de l'attraper, mais il semble qu'elle ait beaucoup changé: elle court tellement vite que nous n'arrivons pas à la capturer.»
«Une jeune fille chétive vivant dans la forêt de la montagne pendant trois ans a pu survivre toute seule malgré la faim et de plus, elle est devenue encore plus forte? Peut-être a-t-elle eu des soins miraculeux? Je dois lui demander des explications.» se dit-il.

Depuis ce jour-là, chaque fois que Hua Tuo allait à la recherche de plantes dans la montagne, tout au long de son chemin, il faisait attention d'observer autour de lui avec l'espoir de la découvrir. Mais, malheureusement puisqu'elle n'avait pas vu d'homme depuis trois ans, elle s'enfuyait rien qu'en l'apercevant.

Au bout d'une longue période d'observation, Hua Tuo découvrit finalement que la jeune fille allait souvent à la falaise située au côté nord de la montagne. Alors, il prépara de la nourriture et l'y déposa. Le lendemain, il constata que la nourriture avait déjà disparu. Comme le médecin pensait que c'était la fille qui l'avait mangée, il en prépara à nouveau et la laissa au même endroit. Cela fait, il se cacha derrière un gros rocher pour l'attendre. Au bout d'un certain temps, la fille apparut: ne voyant personne aux environs, elle prit la nourriture et la mangea. À ce moment-là, Hua Tuo se précipita et la saisit par le bras. La fille se débattit contre Hua Tuo en lui donnant des coups de pieds et en le griffant avec ses ongles longs. Le médecin reçut des coups de la jeune fille, cependant il ne la lâcha pas.

«Mademoiselle, n'ayez pas peur! Je suis docteur. Je ne vous ferai pas de mal. J'aimerais simplement vous demander quelque chose.» lui expliqua Hua Tuo.

Elle l'examina et trouva que l'homme avait l'air gentil, alors elle s'arrêta.

«Je sais que vous vous êtes enfuie de chez le propriétaire terrien, mais s'ils vous rattrapent, vous ne pourriez plus vivre. Pourtant, vous ne pouvez plus rester ici toute l'année. Comme vous voyez, j'ai plus de 50 ans, voulez-vous être ma fille adoptive?» demanda Hua Tuo.

La fille réfléchit un moment et puis elle s'agenouilla par terre et accepta.

Hua Tuo l'amena à la maison et la traita comme sa propre fille.

«Qu'est-ce que vous mangiez à la montagne?»

«Tout!»

«Quelque chose de spécial?»

«Oui! *Huang Ji* (cette prononciation était identique avec celle du poulet jaune). Mais ce n'est pas une poule avec des ailes.»

«Qu'est-ce que c'est alors?»

«Il s'agit de la racine d'une plante sauvage et sa forme est celle d'une poule.»

«Allons voir cela!»

«Oui!»

Tous les deux allèrent dans la montagne: elle y montra une sorte d'herbe sauvage portant des fleurs vertes et blanches.

«Voilà!» dit-elle.

Après avoir déterré une racine de cette plante, Hua Tuo constata que sa racine était grosse et épaisse: elle était de couleur jaune avec des taches squameuses. Elle ressemblait véritablement à une tête de poule.

Hua Huo en donna à ses patients, les résultats prouvèrent que c'était vraiment un remède possédant de nombreuses actions thérapeutiques comme favoriser le rétablissement, humidifier le poumon et promouvoir la circulation des liquides organiques.

Plus tard, le nom de la racine fut modifié en *Huáng Jīng* signifiant « *essence nutritive jaune* » probablement parce que *Huang Ji* n'apparaît pas comme un nom de plantes médicinales.

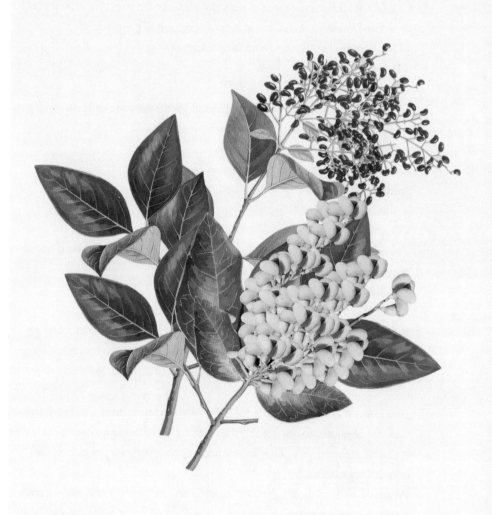

Nǔ Zhēn Zǐ 43

女贞子

Nom
Nom français:
Fruit de Ligustrum
lucidum ou troène luisant
ou troène de Chine
Nom pharmaceutique:
Fructus Ligustri Lucidi

Nature et saveur
Fraiche, douce et amère

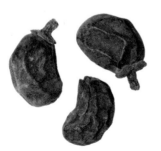

Tropisme
Foie et Rein

Actions
1. Tonifie le Foie et le Rein
2. Noircit les cheveux et éclaircit
   la vue

Indications
1. Syndrome vide de Yin du Foie
   et du Rein
2. Fièvre due au vide de Yin

Posologie
9-15 g: décoction dans de l'eau
et administration orale

Il y avait autrefois une jeune fille bienveillante nommée Zhen Zi qui était mariée à un honnête paysan: le couple s'aimait beaucoup. Avec les guerres de l'époque, le mari fut enrôlé dans l'armée comme soldat. Zhen Zi fut triste et pleurait de voir son mari partir.

«Prends soin de toi!» dit-elle.
«Ne t'inquiète pas pour moi! C'est sûr que je vais revenir!»

N'ayant plus de ses nouvelles pendant les trois années suivantes, elle était désespérée.

Un jour, un soldat qui était du même village lui dit que son mari avait été tué dans une bataille. En apprenant cette nouvelle, elle tomba en syncope. Après son réveil, elle pleura pendant une dizaine de jours sans aucune envie de manger ni de boire.

Une amie et voisine vint la voir et prit soin d'elle: Zhen Zi ouvrit ses yeux et saisit sa main.

«Ma Sœur, je ne vivrais pas longtemps. Je n'ai pas de parent ni d'enfant, peux-tu me promettre une chose?»
«Petite sœur, de quoi s'agit-il? Dis-le-moi!»
«Après mon départ, peux-tu planter un houx sur mon tombeau. Si mon mari revient, cet arbre lui prouvera mon amour.»

Avec les yeux larmoyants, la grande sœur promit.
Elle planta en effet un houx sur son tombeau après le décès de Zhen Zi.

Un jour et contre toute attente, le mari de Zhen Zi revint: la sœur lui raconta ce qui s'était passé et l'accompagna au tombeau de sa femme. Quand il vit cet arbre, il eut l'impression que sa femme lui disait « Mon amour est comme cet arbre et ne changera jamais.» Ne pouvant plus se maîtriser, il se jeta sur le tombeau et s'effondra en pleurs pendant trois jours jusqu'à ce que ses larmes arrosent complètement l'arbre. Après cela, il commença à souffrir d'une déficience du Yin (liquides organiques) manifestée par des vertiges et des signes en relation avec le feu interne.

D'une manière étonnante, l'arbre se mit à produire des fleurs et certaines donnèrent des fruits aussi grands que des haricots.

Tous les villageois furent surpris: le houx ne fleurissant jamais. « Cet arbre a dû devenir magique et s'est transformé en un autre arbre.» Les villageois courraient au tombeau et ils constatèrent que les feuilles de cet arbre ne ressemblaient pas à celles des autres houx. Tout le monde disait que Zhen Zi s'était réincarnée en une fée. Quand le mari de Zhen Zi entendit cela, il se rendit au tombeau et voyant que l'arbre portait plein de petits fruits, il en fut touché.

«Cet arbre n'a-t-il pas reçu le souffle de ma femme? Si je prends ces fruits, je serai protégé par les Dieux, je la rejoindrai dans l'éternité. Alors, je vais revoir Zhen Zi.» se dit-il.

Il cueillit donc quelques fruits et les mangea. Bien que cela ne lui fît pas rencontrer Zhen Zi, il prit ces baies pendant quelques jours et sa santé s'améliora.

On a réalisé alors que l'arbre poussant à côté du tombeau de Zhen Zi avait une grande valeur médicinale et que ses fruits pouvaient nourrir le rein et le foie. Désormais, on a planté les graines de cet arbre et on l'a appelé *Nǚ Zhēn Zǐ* signifiant la « *dame Zhen Zi* ».

金櫻子

Jīn Yīng Zǐ **44**

Nom

Nom français:
Fruit de Rosier des cherokees
Nom pharmaceutique:
Fructus Rosae Laevigatae

Nature et saveur

Neutre, acide et astringente

Tropisme

Rein, Vessie et Gros Intestin

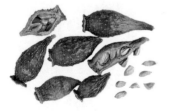

Actions

1. Renforce la fonction
   d'homéostasie
2. Traite la diarrhée par une
   action astringente

Indications

1. Spermatorrhée et émission
   nocturne
2. Énurésie et pollakiurie
3. Leucorrhées abondantes
4. Diarrhée et dysenterie
   chroniques
5. Prolapsus utérin ou rectal
6. Métrorragie ou menstruation
   traînante à faible quantité

Posologie

9-18 g: décoction dans de l'eau
et administration orale

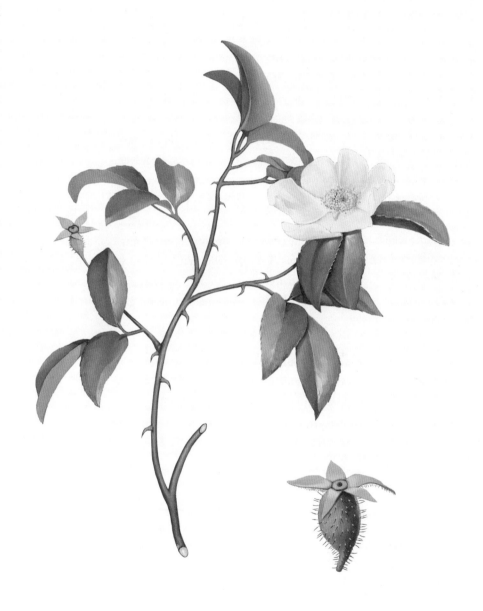

Ils étaient trois frères: l'aîné et le second n'avaient pas de fils, seul le plus jeune en avait un. À cette époque, seul le sexe masculin d'une progéniture était considéré comme le plus important. Les trois frères voyaient donc cet enfant comme un précieux trésor.

Quand l'enfant grandit, les trois frères étaient désireux de lui trouver une épouse. Après maintes recherches, nulle ne pouvait répondre à leur attente: le jeune homme était bon dans plusieurs domaines, mais il souffrait d'énurésie depuis son plus jeune âge et tous les villageois le savaient: c'est pour cette raison qu'aucune fille du village ne voulait l'épouser.

Après en avoir parlé entre eux, les trois frères décidèrent de soigner la maladie du jeune homme: ils virent plusieurs médecins, essayèrent plusieurs remèdes, mais aucun ne fut efficace et ce fut donc un souci constant pour eux.

Un jour, un vieil herboriste vint chez eux. Sur son dos, il portait une grande calebasse remplie de remèdes et sur laquelle était attaché un paquet de franges dorées. Les trois frères invitèrent le vieil homme chez eux et lui demandèrent s'il connaissait des herbes médicinales pouvant guérir l'énurésie.

«Je n'ai pas cette herbe dans ma gourde.» dit le vieux monsieur.
«Nous sommes trois frères avec seulement un garçon: s'il ne peut se marier, notre famille n'aura aucun héritier. S'il vous plaît, aidez-nous!»
« Je connais une sorte d'herbe médicinale. Vous devriez aller dans le sud du pays pour la cueillir, mais il y a là-bas partout des vapeurs toxiques qui empoisonnent les gens.»

Entendant cela, les trois frères se mirent à genoux devant le vieil homme: «S'il vous plaît, allez les cueillir pour nous!» le supplièrent-ils.
«Très bien, je le ferai pour vous!» répondit-il en soupirant.

Alors, le vieil homme partit donc vers le sud du pays.

Un mois passa et il ne revint pas. Deux mois passèrent et il ne revint toujours pas. Le dernier jour du troisième mois, le vieil homme revint finalement, mais il se déplaçait lentement et avec difficultés. Quand les gens le virent, ils étaient étonnés de voir son visage gonflé. Les trois frères se précipitèrent vers lui.

«Que se passe-t-il, qu'avez-vous?» lui demandèrent-ils.
«J'ai été empoisonné par les vapeurs.» répondit faiblement le vieillard.
«Y a-t-il un médicament qui puisse vous guérir?»
Hochant négativement la tête, il déposa sa calebasse sur la table et désigna le fruit.
«Cette espèce d'herbe peut soigner la maladie de votre fils.» dit-il et il mourut.

Toute la famille était bouleversée et pleura bruyamment. Ils firent une grande cérémonie pour son enterrement et appelèrent l'herbe médicinale «Jīn Yīng» signifiant *franges dorées* en mémoire du vieil homme.

Plus tard, les trois frères préparèrent une décoction avec l'herbe médicinale «Jīn Yīng» et la firent boire au jeune homme pendant plusieurs jours. Finalement, la maladie guérit pour toujours. Il put se marier et un an plus tard, les trois frères eurent un petit neveu. Les années passant, les gens changèrent le nom de «Jīn Yīng» en «Jīn Yīng Zǐ» (signifiant *Petites Franges dorées*).

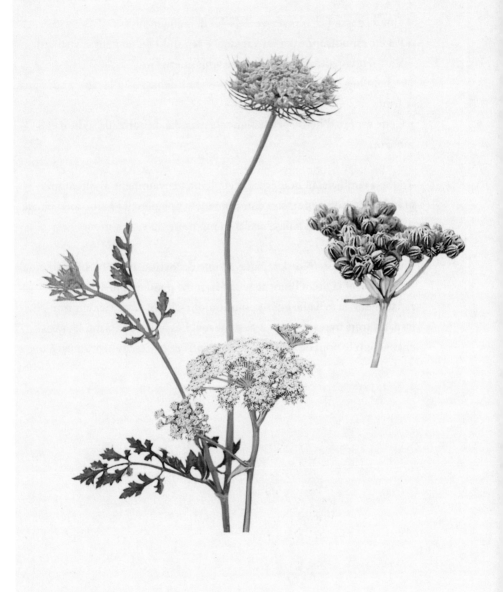

Shé Chuáng Zǐ   45   蛇床子

Nom
Nom français:
Fruit de Cnidium monnieri
Nom pharmaceutique:
Fructus Cnidii

Nature et saveur
Tiède, piquante et amère

Tropisme
Rein

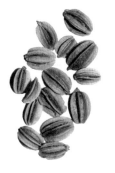

Actions
1. Assèche l'humidité et élimine
   les vers et les insectes
2. Calme les démangeaisons
3. Tonifie le Yang du Rein

Indications
1. Impuissance due au vide de
   Rein
2. Leucorrhées dues au froid-
   humidité
3. Lombalgies dues à l'humidité

Posologie
3-9 g pour l'usage interne et 15-
30 g pour l'usage externe

Dans un village, il y eut une étrange épidémie de démangeaisons des follicules pileux qui touchait ses habitants. Les éruptions cutanées étaient si intenses que les gens s'écorchaient la peau en se grattant. Parfois même, il leur arrivait de se gratter jusqu'à se faire saigner et ça continuait à les démanger encore. Ce type d'éruption soudaine se propagea très vite. Bien sûr, si les gens portaient les mêmes vêtements ou s'allongeaient pendant un moment sur les lits des malades, ils pouvaient attraper cette maladie, mais aussi également quand ils touchaient leurs peaux mortes. Aucun des médicaments utilisés, ni même les crèmes qu'ils appliquaient ne furent efficaces. Finalement, un médecin vint à eux.

« Dans une île à 100 kilomètres de là, on dit qu'il y pousse une sorte d'herbe médicinale. Ses feuilles ressemblent à des plumes et ses fleurs à des parapluies. Quand on fait une décoction avec ses fruits et que l'on prend un bain avec cet extrait, la maladie peut être guérie, mais personne ne peut y aller parce qu'il y a des serpents venimeux partout sur cette île.» dit-il.

Quand les villageois entendirent cela, ils étaient sans espoir, car ils ne pouvaient rien y faire. Avec courage, un jeune homme s'y aventura portant avec lui beaucoup de nourriture. Il rama jusqu'à cette île, mais il ne revint jamais dans son village.

Alors, un autre jeune homme suivit le même chemin et la même chose lui arriva. Probablement, ces deux jeunes gens avaient été mangés par ces serpents. Alors, les villageois perdirent totalement l'espoir d'acquérir l'herbe médicinale de l'île aux serpents venimeux. Quand les démangeaisons revinrent, les gens ne purent se retenir de se gratter sans arrêt jusqu'à l'apparition de l'os sous la chair. Certaines blessures suppuraient et devenaient de larges plaies. Voyant que tous les villageois souffraient atrocement de cette épidémie, un troisième jeune homme promit, en serrant les dents, qu'il reviendrait avec les médicaments.

«S'il te plaît, ne va pas là-bas! Nous préférons souffrir. Si tu vas dans cette île aux serpents, tu mourras.» dit un vieil homme.
« Tout dépend de l'effort humain. Je ne peux pas croire qu'il n'y ait aucune

solution pour venir à bout de ces serpents venimeux.» répondit le jeune homme.

Un jour, il arriva à une grande montagne face à la mer. Il y avait là, un monastère bouddhiste où une religieuse âgée de plus de 100 ans vivait. Les gens disaient qu'elle avait été dans l'île aux serpents et y avait recueilli la vésicule biliaire des serpents pour s'en servir comme remède lorsqu'elle était jeune. Quand il trouva la religieuse, le jeune homme lui demanda si elle connaissait le chemin pour atteindre cet endroit.

« En plus des serpents venimeux, on y trouve aussi d'autres animaux féroces, mais ils sont effrayés par l'alcool de l'odeur de sulfure. Tu dois atteindre l'île à midi avec le bateau à la Fête des dragons. Dès que tu trouves le coin où se cachent les serpents, tout en marchant tu dois asperger le chemin de ce vin. Quand les serpents en percevront l'odeur, ils s'éloigneront de toi.» dit la vieille religieuse.

Après l'avoir remerciée, le jeune homme partit en mer avec ce vin très spécial. Il rama jusqu'à l'île et jeta l'ancre. Il n'aborda pas avant exactement midi, le jour de la Fête des dragons.

Il y avait des serpents partout sur l'île: certains étaient longs des plusieurs mètres et d'autres étaient aussi gros que l'ouverture d'un bol. Le jeune homme aspergea du vin tout en marchant et les serpents venimeux restèrent exactement à l'endroit où ils sentaient l'odeur.

Rapidement, il ramassa beaucoup d'herbes sauvages avec les feuilles comme des plumes et les fleurs en forme de parapluies qui se trouvaient sous les serpents.

Finalement, il revint vivant. Il avait non seulement réussi à trouver comment maîtriser les serpents venimeux, mais aussi à ramasser les plantes médicinales pour traiter la maladie des villageois. Il prépara une décoction avec les fruits de cette herbe et les villageois la burent.

Très vite, tous furent guéris.

Par la suite, les villageois plantèrent cette espèce d'herbe le long des chemins du village et l'utilisèrent comme remède pour soigner la teigne et l'eczéma. Comme cette herbe médicinale avait été ramassée sous les serpents venimeux, les gens l'appelèrent *Shé Chuáng* signifiant « *lit des serpents* » et les graines *Shé Chuáng Zǐ* signifiant « *graines des Shé Chuáng* ».

大
蒜

Nom
Nom français:
Ail
Nom pharmaceutique:
Bulbus Alli Sativi

Nature et saveur
Tiède et piquante

Tropisme
Rate, Estomac et Poumon

Actions
1. Élimine les toxines
2. Élimine les vers
3. Fait désenfler
4. Traite la dysenterie

Indications
1. Anthrax, furoncle, gale et teigne
2. Tuberculose pulmonaire et coqueluche
3. Diarrhée et dysenterie
4. Ankylostomoses, oxyurose et trichomonose urogenital

Posologie
Dosage approprié pour usage externe;
3-5 gousses pour usage interne: prendre *Dà Suàn* frais ou cuire dans la décoction

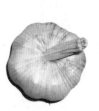

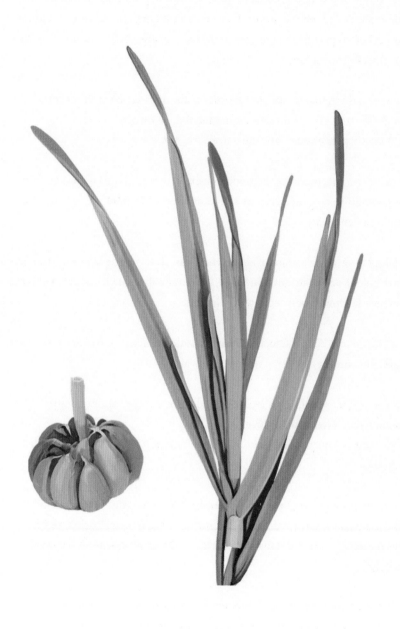

En principe, les gens utilisent seulement *Dà Suàn*, l'ail, comme condiment. Comment ont-ils pu savoir que l'ail pouvait aussi avoir un effet thérapeutique?

À l'origine, il y avait un médecin qui était réputé pour faire ses diagnostics en prenant seulement le pouls. Il avait un aide qui préparait tous les jours les herbes et quand le médecin était libre, il lui enseignait comment utiliser les plantes pour soigner.

Le voisin du médecin qui était fermier était intéressé par cette science médicale et demanda un jour au médecin de le former:
«Docteur, prenez-moi comme votre assistant, d'accord?»

À cette époque, pratiquer la médecine était un travail qui se transmettait de génération en génération au sein d'une même famille, aussi, le médecin rejeta sa demande.

Malgré ce refus, le fermier n'abandonna pas. Il savait que la nuit le médecin enseignait à son assistant. Une nuit, le fermier alla chez le médecin et resta derrière la fenêtre pour écouter les leçons.

En fait, ce soir-là, le médecin ne parla pas de l'utilisation des herbes, mais il parla des sommes qu'un malade leur devait.

« Si le paiement est remis à plus tard, devons-nous y rajouter des pénalités financières?» demanda l'élève.
«Ce n'est pas nécessaire, nous avons seulement besoin du paiement des herbes.»

Le fermier ne pouvant pas tout entendre clairement de l'extérieur fit une mauvaise interprétation de la phrase: « Pas nécessaire de retenir des intérêts... » devint dans son esprit « ...*Dà Suàn* - l'ail pour soigner la diarrhée.»

C'est ainsi qu'il apprit accidentellement une prescription secrète. Le jour suivant, le fermier dit à tous ceux qu'il rencontrait «Je peux soigner la diarrhée.»

Bien sûr, personne ne le crut. Toutefois, il eut un proche qui fut pris de diarrhée et le fermier ne voulut pas perdre sa chance de pratiquer sa science: il alla au domicile du malade et utilisa de l'ail pour le soigner. Ce fut une grande surprise que de voir le parent guéri de cette manière.

Le fermier alors ouvrit une officine dans la maison de son proche pour soigner la diarrhée. De plus en plus de gens y vinrent pour être traités et furent guéris. Très vite, il eut la réputation d'être le guérisseur de cette maladie.

Quand le médecin entendit cela, il vint lui-même rencontrer le fermier et lui demanda:

«De qui avez-vous appris que *Dà Suàn* pouvait soigner la diarrhée?»
« De vous.»
«Comment? Quand vous ai-je appris cela?»
«Une nuit....»

Le fermier avoua au médecin qu'il avait tendu l'oreille de la fenêtre de son domicile et avait donc écouté la conversation entre lui et son assistant.

Le médecin rit bien fort et dit:

«Mais cette nuit-là, on ne parlait que de factures médicales.»

Le fermier fut choqué:
«Si c'est comme ça, pourquoi alors *Dà Suàn*, l'ail, marche bien pour soigner la diarrhée?»
«Je dois admettre que tu as des dispositions pour apprendre la médecine: tu peux devenir mon élève.»
Et c'est ainsi, que *Dà Suàn* devint un des produits utilisés par la pharmacopée chinoise.

Index selon
le Pinyin

133	Niú Xī	（牛膝）
191	Nǔ Zhēn Zǐ	（女贞子）
051	Pú Gōng Yīng	（蒲公英）
155	Rén Shēn	（人参）
116	Sān Qī	（三七）
089	Sāng Jì Shēng	（桑寄生）
017	Sāng Yè	（桑叶）
158	Shān Yào	（山药）
113	Shān Zhā	（山楂）
199	Shé Chuáng Zǐ	（蛇床子）
173	Tù Sī Zǐ	（菟丝子）
082	Wēi Líng Xiān	（威灵仙）
108	Wú Zhū Yú	（吴茱萸）
038	Xià Kū Cǎo	（夏枯草）
123	Xiān Hè Cǎo	（仙鹤草）
012	Xīn Yí	（辛夷）
166	Xù Duàn	（续断）
126	Yì Mǔ Cǎo	（益母草）
100	Yīn Chén Hāo	（茵陈蒿）
028	Zhī Mǔ	（知母）
150	Zhū Shā	（朱砂）
054	Zǐ Huā Dì Dīng	（紫花地丁）
007	Zǐ Sū	（紫苏）

Index
selon le nom
pharmaceutique

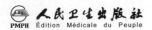

人民卫生出版社
PMPH Édition Médicale du Peuple

Ce livre est publié par la Maison d'Édition Médicale du Peuple (PMPH) en collaboration avec l'Académie Internationale de la Culture de la Médecine Traditionnelle et du Management de la Santé (ITCHM, Suisse).

http://www.pmph.com

Titre de l'ouvrage: Légendes sur les Plantes de la Pharmacopée Chinoise
中药传奇（法文）

Contact: No. 19, Pan Jia Yuan Nan Li, Chaoyang, Beijing 100021, P. R. Chine,
Tél.: +86 10 59787413, Courriel: tcy@pmph.com

Avertissement

Cet ouvrage a des objectifs éducatifs et de référence uniquement. Du fait de la possibilité d'erreur humaine ou de modifications dans la science médicale, ni l'auteur, ni le rédacteur, ni l'éditeur, ni toute autre personne impliquée de près ou de loin dans la préparation ou la publication de cet ouvrage, ne peuvent garantir que le travail d'information contenue ci-dessus est en tous points précis ou complet.

Les thérapies médicales et les techniques de traitement présentées dans ce livre sont proposées uniquement avec des objectifs de référence. L'éditeur n'assumera aucune responsabilité si les lecteurs souhaitent mettre en pratique les thérapies ou les techniques médicales contenues dans cet ouvrage.

Il est de la responsabilité des lecteurs de comprendre et d'adhérer aux lois et aux règlements du pays où ils demeurent, concernant la pratique de ces techniques et de ces méthodes. Les auteurs, les rédacteurs et les éditeurs démentent toute responsabilité pour tous passifs, pertes, blessures ou préjudices encourus, en conséquence directe ou indirecte, de l'utilisation et de l'application du contenu de cet ouvrage.

Première édition: 2019
ISBN: 978-7-117-27894-2
Catalogue dans les Données de Publication:
Un catalogue pour cet ouvrage est proposé par CIP-Database Chine.
Imprimé en R.P. de Chine.

Éditeur d'acquisition RAO Hongmei
Éditeur responsable RAO Hongmei
Design du livre YIN Yan   BAI Yaping

ISBN 978-7-117-27894-2

本书由人民卫生出版社和国际传统医学文化与
健康管理研究院（瑞士）合作出版

图书在版编目（CIP）数据

中药传奇：法文 / 朱忠宝，朱柳主编；张伟主译
. 一北京：人民卫生出版社，2019
ISBN 978-7-117-27894-2

Ⅰ.①中… Ⅱ.①朱…②朱…③张… Ⅲ.①中药学
－法文 Ⅳ.① R28

中国版本图书馆 CIP 数据核字（2018）第 299914 号

中药传奇（法文版）
Légendes sur les Plantes de la Pharmacopée Chinoise

主　　编　朱忠宝　朱　柳
主　　译　张　伟
策划编辑　饶红梅
责任编辑　饶红梅
整体设计　尹　岩　白亚萍
出版发行　人民卫生出版社（中继线 010-59780011）
地　　址　中国北京市朝阳区潘家园南里 19 号
邮　　编　100021
网　　址　http://www.pmph.com
E－mail　pmph @ pmph.com
购书热线　010-59787592　010-59787584
　　　　　010-65264830
印　　刷　北京盛通印刷股份有限公司
经　　销　新华书店
开　　本　710×1000　1/16　印张 14　插页 2
字　　数　220 千字
版　　次　2019 年 1 月第 1 版
　　　　　2019 年 1 月第 1 版第 1 次印刷
标准书号　ISBN 978-7-117-27894-2
定　　价　198.00 元

52检